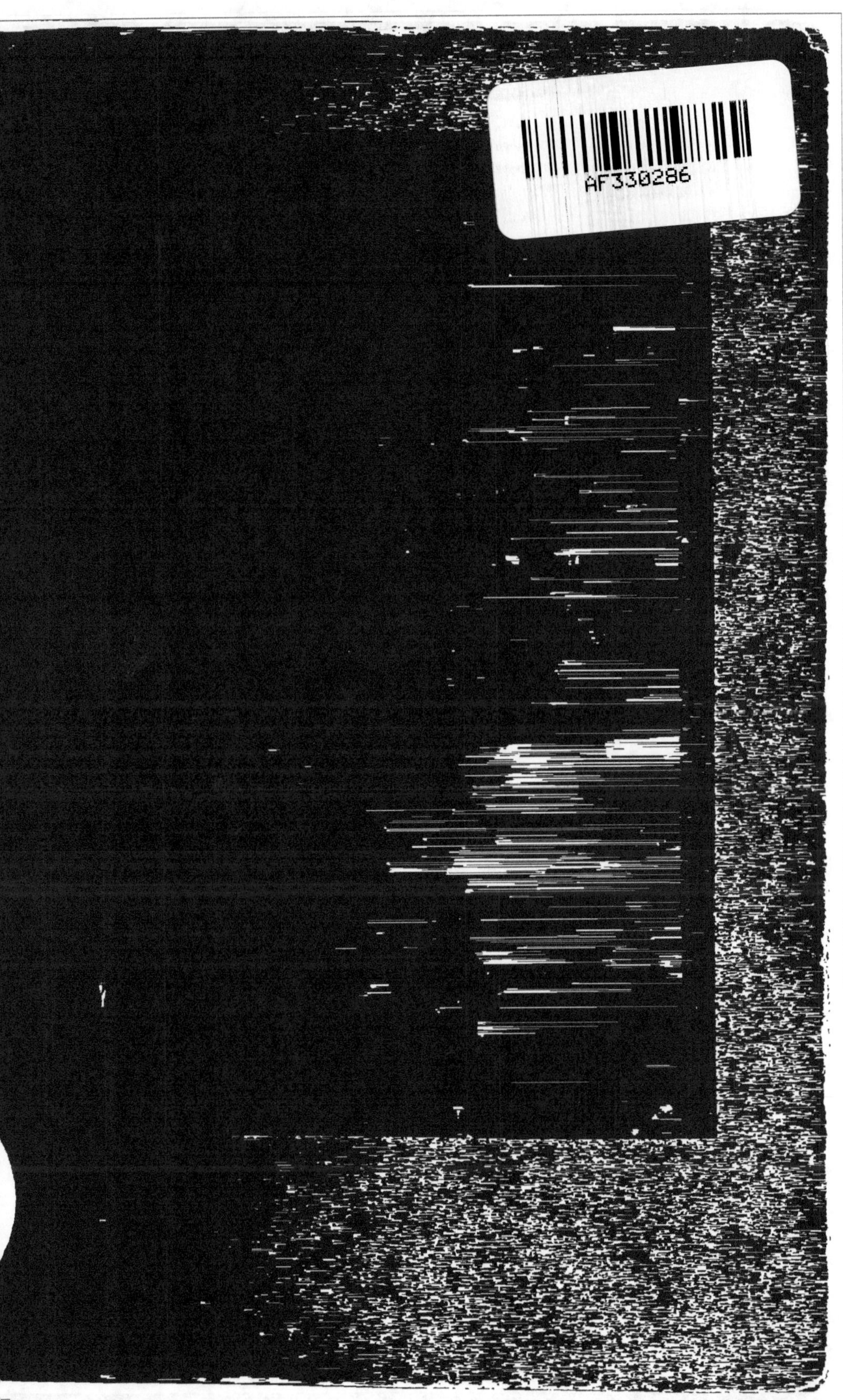
AF330286

REMARQUES

SUR

L'INFLUENCE DE LA CULTURE

DE L'ESPRIT.

« La meilleure éducation n'est-elle pas celle qui donne à l'esprit et au corps toute la force, toute la beauté et toute la perfection qu'ils peuvent acquérir ? »

PLATON.

« S'il est possible de perfectionner l'espèce humaine, c'est dans la médecine qu'il faut en chercher les moyens. »

DESCARTES.

IMPRIMERIE DE L. SCHAPEN,
Faubourg de Louvain.

REMARQUES

SUR

L'INFLUENCE DE LA CULTURE

DE L'ESPRIT

ET DE L'EXCITATION MENTALE SUR LA SANTÉ,

Par Amariah Brigham,

MÉDECIN DOCTEUR,

AVEC DES NOTES PAR ROBERT MACNISH,

Auteur de l'Anatomie de l'Ivresse et de la Philosophie du Sommeil, et
Membre de la Faculté de Médecine et de Chirurgie de Glascow.

TRADUIT DE L'ANGLAIS

Par Mme la comtesse de Rohaut.

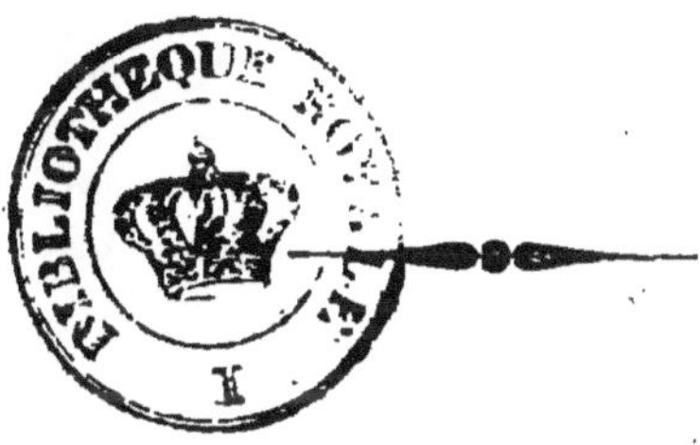

Bruxelles.

SOCIÉTÉ BELGE DE LIBRAIRIE,

HAUMAN ET Ce, ÉDITEURS.

—

1838.

AVERTISSEMENT

DE L'ÉDITEUR.

—

Plusieurs personnes m'ayant engagé à faire réimprimer le petit traité du docteur Brigham, j'ai souscrit volontiers à cette demande, bien convaincu de l'avantage qui pourrait résulter pour la société de la propagation des principes et des préceptes contenus dans ce traité, qui expose d'une manière remarquable la funeste influence qu'exerce la culture excessive de l'esprit dans l'enfance et la jeunesse. Jusqu'à présent nous n'avons eu que trop à déplorer l'ignorance généralement répandue quant à ce qui concerne l'éducation. On connaît parfaitement les conséquences qui résultent de l'exercice prématuré et immodéré des autres organes, et cependant le cerveau a été traité comme s'il faisait exception à la règle générale; et toutes les lois qui gouvernent l'économie animale ont été violées à l'égard de cet organe, le plus compliqué, le plus sujet aux dérangements et sous plusieurs rapports le plus important de tous. Chacun sait combien il est dangereux de trop surcharger l'estomac d'un enfant et qu'il est absurde d'exiger d'un être en bas âge les efforts musculaires de la virilité, et pourtant tout le monde semble ignorer le danger d'exciter le cerveau dans l'enfance. Malgré les fâcheux effets qui résultent évidemment de l'exercice immodéré des autres organes, on persiste à imposer au cerveau d'un enfant le travail qu'on exigerait à peine de celui d'un adulte, et l'on demande à une constitution encore faible, ce que l'on pourrait tout au plus désirer de celle qui serait arrivée à une pleine et entière croissance. Quelles sont les suites d'une ignorance aussi déplorable? — elles sont évidentes et incontestables pour quiconque veut prendre la peine de faire des recherches à cet égard. Les fonctions par lesquelles l'esprit agit, étant constamment lésées, l'enfant devient victime des maladies qui affectent le cerveau ; c'est un être dégénéré, lourd, et souvent idiot, tandis qu'avec plus de soin, il acquerrait un degré supérieur d'intelligence, et serait exempt de cette multitude d'affections nerveuses et morbides qui affligent l'espèce humaine. Tant que la société n'aura point reconnu que le cerveau est l'organe matériel de l'esprit et qu'il ne peut se manifester d'une manière efficace et puissante qu'à l'état normal, ces funestes conséquences seront toujours les mêmes, et l'on continuera à fatiguer le cerveau et à lui donner ainsi une énergie surnaturelle mais de courte durée ; de même qu'une force éphémère est communiquée aux muscles, durant un paroxysme d'aliénation mentale. Le cerveau étant affaibli par cet excès de travail dans la jeunesse, l'esprit, par une conséquence naturelle, devient incapable d'un parfait développement; de même que le diamant le plus brillant paraît terne dans un vase rempli d'eau trouble. En excitant trop fortement les facultés mentales, comme cela n'arrive que trop souvent dans les écoles modernes, il ne peut en résulter que des éclairs d'intelligence qui étonnent d'abord ; mais ce sont de brillants météores qui disparaissent en un instant. Lorsqu'un enfant manifeste un haut degré d'intelligence, cet esprit prématuré est ordinairement le résultat d'une maladie ou d'un état d'excitation du cerveau. Il est rare que cet enfant devienne par la suite un homme remarquable. Telle est du moins la règle générale, d'après les observations qui ont été faites ; et cependant ceux qui ont reconnu l'évidence de ce fait n'ont pas essayé de découvrir quelle peut en être la cause, ni comment il serait facile de la prévenir. Dans ces dernières années, on s'est beaucoup plus occupé de rectifier les vues du public à cet égard qu'on ne l'avait fait jusque-là. Le docteur Spurzheim, M. Combe, le docteur Combe et d'autres savants qui ont écrit sur la physiologie et la pathologie du cerveau, ont cherché par leurs savantes dissertations à éclairer les esprits sur cette importante matière, et dernièrement encore le docteur Brigham s'est imposé la même tâche et l'a remplie aussi dignement que ses prédécesseurs. Il est peu d'ouvrages qui méritent autant de fixer l'attention des parents et des instituteurs que le petit traité de cet Américain éclairé.

J'ai ajouté à cette nouvelle édition différentes notes qui, je l'espère, pourront être de quelque utilité. Elles sont renfermées entre des parenthèses et terminées par mes initiales.

R. Macnish.

Glascow, 15 février 1836.

—

Note de la seconde édition. Cette seconde édition du petit traité du docteur Brigham est beaucoup plus étendue que la première. J'ai revu l'ouvrage avec soin, et j'ai corrigé un nombre considérable d'inexactitudes ; j'ai aussi ajouté de nouvelles notes qui, j'ose le croire, le rendront encore plus utile au lecteur.

Glascow, 16 mai 1836.

PRÉFACE

DE LA PREMIÈRE ÉDITION.

—

Le but de cet ouvrage est d'éveiller l'attention publique sur la nécessité d'introduire quelques modifications dans la méthode actuellement en usage dans ce pays pour élever les enfants. On se propose de démontrer combien il importe de donner plus de soins à la santé, ainsi qu'au développement du corps, et de s'occuper de la culture de l'intelligence dans le premier âge, moins qu'on ne l'a fait jusqu'à présent; d'enseigner que l'homme, à chaque période de son existence, doit être considéré tout à la fois comme une créature spirituelle et matérielle; qu'il est soumis à l'influence des causes physiques et morales, et que par conséquent tous les plans pour son amélioration doivent être formés non d'après un examen partiel de sa nature, mais par une connaissance approfondie de son moral, de son intelligence, de ses forces physiques et de leur développement.

L'importance de l'éducation physique ou du parfait développement des organes du corps, est de nos jours presque entièrement oubliée. Cet oubli a sans aucun doute été occasionné par les découvertes modernes, les inventions et les progrès dans les arts mécaniques qui ont rendu l'emploi de la force physique de l'homme moins nécessaire que dans les temps passés, et ont produit cette conviction générale que « la science *seule* est une puissance. » L'invention de la poudre à canon en particulier a fortement contribué à faire négliger l'éducation physique. On apporte maintenant si peu d'attention à cet objet, que la liaison qui existe entre l'esprit et le corps est presque entièrement inaperçue et que l'on semble généralement méconnaître la nécessité de bien développer les organes des facultés intellectuelles. Mais, comme le disait fort judicieusement l'éloquent Dupaty en voyant le magnifique musée d'anatomie de Florence : « La philosophie a eu tort de ne pas descendre plus profondément dans l'homme physique, car c'est là que l'homme moral est caché. »

Le peuple des États-Unis doit surpasser en forces physiques et en puissances morales toutes les races connues jusqu'à présent. Vivant sous un climat qui permet l'entier développement de toutes les facultés de l'homme, jouissant d'une entière liberté, d'une nourriture saine et abondante, possédant tout ce qui peut contribuer à l'amélioration de la santé et à l'accroissement des forces physiques, exempt de ces influences qui chez la plupart des autres nations retardent le développement de l'esprit et du corps, il doit nécessairement atteindre à la perfection

la plus élevée dont la nature humaine soit susceptible. Mais pour arriver à ce but il faudrait que dans
l'éducation l'on eût égard à tout ce qui tend à perfectionner l'homme entier. Non-seulement toutes ses
facultés doivent être développées, mais encore elles
doivent l'être avec harmonie et en temps opportun.

Il est devenu tout-à-fait nécessaire d'améliorer
l'éducation des jeunes personnes dans ce pays, car
il est déplorable et alarmant de voir que les femmes
des États-Unis, surtout celles qui habitent les villes
et qui appartiennent aux plus riches familles,
sont en général plus délicates et plus débiles que les
femmes de la plupart des contrées de l'Europe. D'après
mes propres observations, je suis convaincu que,
toutes proportions gardées, l'on voit dans les différentes villes de ce pays plus de femmes pâles, maigres et maladives en apparence, que dans les grandes
villes d'Angleterre et de France. La vérité de cette
remarque est grandement confirmée par nos voyageurs et par les étrangers.

Il n'y a aucun pays où les jeunes personnes reçoivent d'aussi bonne heure une éducation aussi bien
cultivée et où l'on apporte si peu d'attention au développement de leurs forces physiques. Si l'on ne
s'occupe d'une réforme à cet égard, la débilité des
femmes de ce pays augmentera d'une manière effrayante. Il est en outre fort dangereux de croire
que la délicatesse des formes soit un titre à la beauté

et d'encourager ainsi une trop funeste erreur. Aucun peuple chez lequel une telle opinion prévaudrait généralement et chez lequel la plupart des jeunes personnes seraient faibles et maladives, ne pourrait longtemps conserver un haut rang parmi les nations de la terre.

Il n'entre point dans l'esprit de cet ouvrage d'empêcher en rien les efforts judicieux que l'on tenterait de faire pour développer l'intelligence. Mon plus vif désir au contraire est d'éveiller à ce sujet l'attention générale. Mais je ne voudrais point que cette attention se bornât simplement aux enfants, ainsi qu'à cet âge où le système humain requiert toute son énergie pour perfectionner l'organisation. L'éducation doit être l'affaire de toute la vie, et la multiplicité des livres a maintenant mis à la portée de tout le monde les moyens d'acquérir de la science.

Je me suis aussi appliqué dans cet ouvrage à signaler ce que je présume être la cause la plus fréquente de la mauvaise santé des hommes de lettres de ce pays, et à démontrer qu'en développant avec beaucoup de soin et en exerçant judicieusement les organes du corps et en particulier ceux du cerveau, on peut longtemps occuper l'esprit sans nuire à la santé.

J'aime aussi à espérer que mes remarques éveilleront l'attention sur l'étude de l'*Anatomie* et de la *Physiologie* humaines, lesquelles doivent servir de base à tous les plans d'éducation. Un des faits les plus étonnants de cette époque, c'est la négligence que l'on apporte généralement à l'étude de ces sciences. Ne point connaître la composition des substances les plus simples, et ne pas comprendre le mécanisme d'un bateau à vapeur ou d'un rouet, est considéré comme une chose honteuse par des hommes qui souvent vivent et meurent dans l'ignorance complète du mécanisme beaucoup plus curieux et surprenant que présente leur propre corps.

Nous publions cet ouvrage dans l'espoir qu'il sera lu avec quelque intérêt, et que les faits, bien qu'ils soient présentés d'une manière très-imparfaite, seront convenablement appréciés. S'il en est ainsi, nous aurons la satisfaction d'avoir pu coopérer au perfectionnement de l'éducation.

A. B.

Hartford, 21 novembre 1832.

PRÉFACE

DE LA SECONDE ÉDITION.

—

L'accueil que la première édition de cet ouvrage a reçu du public a été extrêmement agréable à l'auteur, non-seulement en lui confirmant l'idée qu'il s'était formée de l'importance des vérités contenues dans ce recueil, mais encore en lui donnant l'assurance qu'elles seront considérées comme utiles à l'éducation de la jeunesse.

On commence à reconnaître ici, de même qu'en Angleterre, l'inutilité et même le danger de cultiver trop tôt à un haut degré l'esprit des enfants. On a signalé cette dangereuse pratique en termes fort énergiques dans un des derniers numéros de *l'Observateur chrétien :* de plus il m'a été assuré que plusieurs personnes dont on ne saurait révoquer en doute l'esprit et le jugement, et qui habitent les différentes provinces de cette contrée, ont été convaincues par expérience qu'elle a produit les effets les plus nuisibles.

L'attention du public est maintenant éveillée sur l'importance des travaux manuels et de l'exercice du corps pour les jeunes gens, dans les universités et les colléges. Quant à moi, je suis persuadé qu'il est plus nuisible d'exiger des enfants un trop grand travail d'esprit quand ils sont jeunes, et de les empêcher de se livrer à leur gaîté naturelle et aux amusements de leur âge, que de négliger l'exercice du corps à une époque plus avancée. Ceci doit s'appliquer plus spécialement aux femmes.

L'auteur s'est efforcé de perfectionner cette nouvelle édition, en y corrigeant quelques erreurs et en y ajoutant de nouvelles matières, principalement sur l'influence que peut exercer une trop forte tension d'esprit, laquelle produit presque toujours les maladies du cœur, sur l'éducation particulière et sur les écoles du sabbat de ce pays.

Il espère que ses concitoyens, et particulièrement ceux qui donnent leurs soins à la jeunesse, apporteront plus d'attention qu'ils ne l'ont fait jusqu'ici à l'étude de l'anatomie et de la physiologie, sciences qu'il regarde comme très-importantes pour tout le monde et dont chaque individu doit avoir une connaissance particulière.

Hartford, 21 novembre 1852.

INFLUENCE

DE

LA CULTURE DE L'ESPRIT SUR LA SANTÉ.

L'influence que l'exercice des facultés intellectuelles a sur la santé, la croissance et le développement du corps, est pour tout être raisonnable un sujet de recherches intéressantes.
Si l'on observe attentivement le caractère intellectuel de notre époque, ainsi que l'excitation
mentale qui domine toutes les classes de la société et que l'on fait partager aux enfants dès le
premier àge, on trouvera qu'il est plus important aujourd'hui que par le passé, pour les

hommes, et spécialement pour les habitants des États-Unis, d'avoir des vues justes sur ce sujet. Dans ce pays, où le gouvernement et les institutions ont un caractère essentiellement libéral, où les plus grands honneurs et les plus hautes distinctions deviennent la récompense du mérite personnel, les hommes sont constamment excités au travail de l'esprit. Les dons accidentels de la fortune, la parenté et la faveur des grands, n'ont ici que peu d'influence ; le savoir seul a le droit de prétendre aux emplois élevés, car la noblesse des sentiments et la dignité du caractère n'appartiennent qu'aux esprits éclairés.

Ainsi nous trouvons que dans toutes les classes de la société, la culture de l'esprit est considérée comme la première et la plus importante affaire surtout pour le jeune âge. Le père dont l'éducation n'a pas été cultivée, reconnaissant bientôt quel en est le prix et quels sont les avantages qu'en retirent ceux qui la possèdent, fait tout ce qui dépend de lui pour mettre ses enfants en état d'acquérir les connaissances qui lui manquent ; et bien qu'il n'ait jamais prétendu pour lui-même à d'autre condition qu'à celle de laboureur ou d'artisan, cependant il souhaite ardemment ouvrir à son fils une autre carrière et aspire à le voir au rang des savants les plus distingués ou parmi les législateurs de son pays. Convaincu que sans éducation l'on ne peut atteindre à de si hautes destinées, il ne néglige rien pour perfectionner l'intelligence de son enfant; il veille avec la plus tendre sollicitude sur les progrès de cet être chéri, s'efforçant de développer, dès la première période de sa vie, les facultés d'esprit qui le rendront plus tard capable de gouverner le genre humain, ou de lui être utile.

Cette ardeur dominante pour le perfectionnement de l'intelligence dans notre république, conduit à une recherche constante de méthodes nouvelles et sûres pour l'avancement de l'éducation. C'est pourquoi l'on propose tous les jours de nouveaux plans, pour développer plus tôt et plus rapidement l'esprit des enfants, et l'on invente des machines afin d'accélérer les progrès de ces petites créatures dans la connaissance de ce que l'on appelle les sciences utiles. Les librairies sont remplies d'innombrables ouvrages concernant l'instruction du jeune âge, et les parents saisissent avec empressement toute méthode qui peut rendre leurs enfants aptes à

2.

devenir des prodiges dans les sciences ou les arts, tandis que, sous tous les autres rapports, ces enfants restent faibles et chétifs.

Lorsque de tels sentiments et de telles opinions sur la nécessité de développer et de cultiver les facultés mentales des jeunes enfants sont aussi généralement répandues, on ne doit pas s'étonner que, pour arriver à un but si ardemment désiré, l'on adopte quelques méthodes imprudentes sinon dangereuses. Il est donc de la plus haute importance d'examiner avec soin si les parents et les instituteurs, dans leur empressement à produire de bons résultats, ne s'aveuglent pas quelquefois trop sur les effets pernicieux qui souvent sont la suite des méthodes qu'ils emploient.

Plusieurs médecins expérimentés sont d'avis que trop d'efforts pour développer l'intelligence du jeune âge produisent fréquemment des effets nuisibles ; et, dans plusieurs cas de maladies chez les enfants, j'ai pu observer moi-même ces funestes effets, ce qui me donne la conviction que l'on peut nuire pour longtemps au développement des forces physiques et des forces morales des enfants si l'on essaie de forcer leur intelligence avant qu'ils aient atteint leur cinquième, sixième ou septième année. Le danger provient de ce que les parents ou les instituteurs négligent ce fait important, que l'esprit, bien qu'il soit immatériel et indestructible, est cependant uni à un corps matériel duquel dépend la vigueur et la force de l'intelligence.

Nous ignorons la nature et l'essence de l'esprit : nous croyons qu'il est distinct de la matière, et néanmoins nous savons qu'il se manifeste seulement à l'aide des organes matériels, lesquels pour donner à l'esprit une action régulière et puissante doivent être sains et bien conformés; de même qu'il faut, pour que la respiration soit libre et parfaite, des poumons sains et bien développés; comme pour bien voir et bien entendre, l'œil et l'oreille doivent être en bon état. En conséquence de cette intime connexion entre l'esprit et le corps, nous pensons que le travail d'esprit met toujours en action quelque organe et que si ce travail est continué trop longtemps, il peut fatiguer cet organe, lui devenir extrêmement nuisible, et le mettre ainsi hors d'état de remplir ses fonctions accoutumées; de même qu'une trop forte excitation du cœur ou de l'estomac peut nuire à ces organes et déranger la circulation et la digestion.

Si ces observations sont vraies (et il est facile de prouver qu'elles le sont), on concevra qu'en cultivant les facultés intellectuelles de l'enfance, nous soyons moins jaloux d'établir comment on peut leur donner un développement étendu et rapide, que de démontrer de quelle manière les organes par lesquels l'esprit agit peuvent être excités sans nuire au corps et à l'esprit.

Je sais que, dans cette contrée, diverses opinions prédominent relativement à la manière dont on doit diriger l'éducation de la jeunesse. Dans la plupart des colléges on perd presque toujours de vue l'importance de l'organisation physique, qui, bien développée, peut seule procurer à l'esprit une action régulière et continue; malheureusement les parents, de même que les instituteurs, se sont appliqués à découvrir les méthodes les plus promptes à développer l'intelligence des enfants, sans songer que le travail de l'esprit peut être pernicieux à quelque partie du système physique.

Mais avant de rechercher l'influence que la culture des facultés mentales peut exercer sur la santé du corps, il serait nécessaire d'établir quel organe du système physique est mis en action par le travail de l'esprit, et ensuite d'indiquer l'effet que ce travail produit sur cette partie du système, ainsi que sur les autres organes du corps à différentes périodes de la vie.

SECTION I.

Le cerveau , organe matériel par lequel se manifestent les facultés de l'esprit.

Chaque partie du système physique a sans aucun doute été créée pour accomplir une action quelconque ; comme le cœur pour la circulation du sang , l'œil pour voir, l'oreille pour entendre, les nerfs pour produire les sensations, les os pour soutenir le corps, et les muscles pour le faire mouvoir.

L'action que la nature assigne à certain or- gane, ne peut être exécutée par un autre; l'ouïe ne peut suppléer à la vue, ni les nerfs remplir les fonctions des muscles. Nous connaissons par l'évidence de nos sens, l'action particulière ou la fonction assignée à quelques organes du corps. Nous pouvons voir et sentir les battements du cœur et les contractions des nerfs. Mais quant à ce qui regarde l'action ou la fonction des au- tres organes nous n'avons pas la même évidence. Nous ne voyons pas le travail par lequel le foie sécrète la bile, ni celui par lequel l'œil nous fait connaître la forme et la couleur des objets qui nous environnent. Nos sens ne peuvent apercevoir quelle action produit dans ces or- ganes l'accomplissement de tels résultats, tou- jours sommes-nous convaincus que le foie sécrète la bile et que l'œil voit; mais quant au travail de l'esprit, il échappe à nos sens. De même nous ne pouvons comprendre l'action que peuvent produire sur le cerveau les pen- sées les plus profondes des philosophes et les plus belles conceptions des poëtes. On ne pou- vait apercevoir si l'opération mentale qui dé- termina César à passer le Rubicon ou Napoléon à franchir les hauteurs du Saint-Bernard augmentait ou changeait l'action du cerveau ; cependant de tels faits ne nous obligent point à croire que l'esprit agit indépendemment de cet organe. Nous ne pouvons douter de l'action de l'estomac, qui, du dîner splendide d'un épicurien ou du repas simple et grossier d'un eskeman, sépare les particules nutritives et les approprie au soutien du corps, bien que nous ne puissions voir ce travail. Nous ne pouvons révoquer en doute la sécrétion de la bile par le foie, ni les opérations des autres organes du corps, et cependant nous ne pouvons comprendre les effets qu'ils produisent sur nos sens : il y a pour nous autant de mystère dans leur action que dans la manière dont le travail du cerveau modifie la pensée.

De tous les organes du corps, le cerveau est un de ceux qui possèdent le plus d'étendue : le sang s'y porte avec une extrême abondance, et il est plus protégé qu'aucun autre. Ces faits démontrent évidemment que la nature l'a destiné à remplir d'importantes fonctions ; s'il n'était point l'organe matériel par lequel s'accomplissent toutes les opérations dé l'esprit, l'action qu'il exerce serait bien minime en raison de son étendue.

3

De nos jours, les progrès de la science rendent à peine nécessaire de prouver qu'il est l'organe matériel de toutes les facultés intellectuelles (1). « Diriger l'esprit, signifie donc imprimer à certaines parties du cerveau une action régulière et répétée afin qu'elles puissent manifester aisément et puissamment les différentes opérations mentales. De même, en exerçant les autres organes du corps, on leur donne une facilité toujours croissante pour l'accomplissement de leurs fonctions respectives.

Un grand nombre d'expériences prouvent que le cerveau consiste en une réunion d'organes qui, dans l'état normal, manifestent chacun une faculté particulière de l'esprit et que la puissance de chaque faculté dépend principalement de l'étendue de l'organe qui lui est propre. Toutefois, je ne m'occupe de ces faits qu'afin de mieux diriger les recherches de ceux qui voudraient les approfondir. En conséquence, je me propose simplement de démontrer que le cerveau, considéré comme un tout, est l'instrument par lequel l'esprit opère, et je désire ar-

(1) Éléments de Pathologie, par Calleb Hillier Parry.

demment que les personnes qui consacrent
leurs soins à l'éducation de la jeunesse soient
bien pénétrées de cette vérité.

Une foule de circonstances journalières nous
prouvent évidemment que l'esprit dépend de
l'état normal du corps. On sait que des coups
appliqués fortement sur le crâne sont suivis
d'une entière privation de l'intelligence; la volonté et le sentiment sont détruits, mais tandis
que le cerveau est affecté, les autres organes
conservent leur action habituelle. Lorsque, par
suite d'un coup ou d'une chûte, une personne
est privée de sa raison, ceux qui l'entourent
sont naturellement portés à visiter sa tête pour
y découvrir la blessure. Personne ne suppose
qu'une lésion, soit à la main, soit au pied,
puisse affecter l'esprit et en déranger les opérations; mais tous s'attendent à un pareil accident lorsque c'est le cerveau qui est blessé,
et cette attente est fondée sur la masse des faits
qui ont été observés.

L'aliénation mentale prouve aussi que le cerveau est l'organe par lequel l'esprit agit; elle
est souvent le résultat d'une blessure faite à
cet organe et n'est point, comme on pourrait

le supposer, une affection de l'intelligence. Cet état maladif de l'organe de l'esprit, ce véritable moteur de la pensée, ou de quelqu'une de ses parties, dérange les facultés intellectuelles comme un dérangement de l'estomac nuit à la digestion. L'esprit, étant immortel et immatériel de sa nature, ne peut être susceptible, ni de maladie, ni d'affaiblissement ; mais, se trouvant uni à un organe matériel dont il dépend entièrement quant à sa manifestation, cette manifestation est dérangée ou suspendue quand cet organe est affecté.

Si le dérangement de l'esprit pouvait avoir lieu indépendamment des maladies corporelles, ce fait anéantirait le principe d'immortalité, car ce qui peut souffrir et décroître, peut aussi mourir. Il serait naturel de penser que le raisonnement doit être employé pour guérir l'aliénation mentale, mais l'expérience a prouvé que ce moyen est inutile et souvent même nuisible, attendu que les aliénés, lorsqu'ils sont contrariés dans leurs hallucinations, s'aperçoivent que leur entendement est affecté. Il est heureux pour ces êtres infortunés, que l'on ait enfin reconnu que le véritable dérangement des facultés mentales peut être soulagé et même guéri par la médecine, s'il est traité comme maladie corporelle.

Ces mots *dérangement de l'esprit* donnent souvent lieu à des idées erronées, parce que ce dérangement n'est qu'un symptôme de maladie cérébrale et non point une affection primitive. Des causes morales peuvent, il est vrai, produire l'aliénation, mais il faut qu'auparavant elles aient affecté le cerveau. Si l'on examine les têtes de ceux qui meurent par suite d'aliénation mentale, on trouve presque toujours quelque affection du cerveau ou de ses dépendances. Aussi ai-je lieu d'être surpris que plusieurs écrivains aient constaté qu'ayant examiné des cerveaux d'aliénés, ils n'y avaient trouvé aucune lésion organique; mais depuis quelques années on apporte si peu d'attention à ces examens, qu'il est plus qu'à présumer que de légères lésions organiques sont restées inaperçues. En admettant même que, dans les cas rapportés par ces écrivains, il n'y ait eu aucune affection organique, il existait sans aucun doute dans les fonctions quelque dérangement imperceptible aux sens; il en est de même des grands dérangements de l'estomac que souvent l'on ne peut apercevoir par la dissection. Il n'existe en effet aucune maladie sans qu'un organe ne soit affecté , et néanmoins la lésion de cet organe échappe souvent à nos sens (2).

Bien que certains individus aient été affectés d'aliénation mentale , et qu'après leur mort on n'ait trouvé aucune trace de lésion organique, je pense que ces cas sont plus rares qu'on ne le suppose généralement. Le Dr Haslam dit qu'il y a toujours connexion entre l'aliénation mentale

(2) Dans le tic douloureux , le tétanos , la paralysie et autres affections nerveuses , la dissection ne jette souvent aucune lumière ; et comme il ne peut résulter aucune observation de ce moyen , on serait tenté de nier entièrement l'existence du mal. Cependant , quel homme sensé penserait ainsi ? Notre raison nous fait parfaitement concevoir que dans ces affections, les nerfs sont dans un état anormal , et sous l'influence de quelque altération morbide qui affecte l'intégrité de leurs fonctions ; et soit que nous puissions ou non découvrir cette altération par quelques signes physiques, nous n'en sommes pas moins certains de son existence; il en est ainsi pour le cerveau. Si l'on peut établir le grand principe que le cerveau est l'organe matériel de l'esprit , il s'ensuit que tout le dérangement de l'action mentale , tout le mal enfin , réside dans cet organe, soit, comme nous le disions plus haut , que nous puissions ou non en apercevoir la trace.

R. M.

et l'altération du cerveau. Greding a remarqué,
outre certaines affections organiques, l'épaississement du crâne dans cent soixante-sept cas,
sur deux cent seize. Spurzheim assure qu'il a
toujours trouvé des changements de conformation dans les têtes des aliénés. M. Georget, qui
a disséqué un grand nombre de cerveaux, a
fait les mêmes observations que les auteurs
que nous venons de citer (3). M. Davidson,
chirurgien de l'hôpital des aliénés du comté de
Lancaster, a examiné avec beaucoup de soin
les têtes de deux cents individus morts dans
cette maison, et « à peine trouva-t-il un seul
cas sans aucune trace de dérangement , soit
dans le cerveau , soit dans les membranes de
cet organe, bien que l'aliénation fût récente et
que la mort provînt de toute autre cause » (4).

Le Dr Wight, attaché à l'hôpital des fous, de
Bethlehem, rapporte qu'il a examiné les têtes
de cent individus aliénés et que toutes présen-
taient des signes de maladie; dans quatre-vingt-
dix cas, ces signes étaient évidents ; ils étaient

(3) Revue médico-chirurgicale , 1827.
(4) Observations sur l'aliénation mentale, par Andrew
Combe , M. D.

moins apparents dans les dix autres, mais toujours en apercevait-on quelques-uns, tels que des points sanguinolents, lorsqu'on disséquait le cerveau (5).

Un des écrivains qui concoururent pour le prix offert, il y a quelques années, par le célèbre Esquirol, pour la meilleure dissertation sur l'aliénation mentale, rapporte qu'il a observé les têtes de plus de cent individus morts par suite de cette maladie et donne les conclusions suivantes :

1° Que l'on trouve toujours des changements de conformation dans les têtes de ceux qui meurent par suite d'aliénation mentale.

2° Que ces changements sont les conséquences d'inflammation aiguë ou chronique.

3° Qu'il existe une concordance entre les symptômes et les altérations organiques et qu'on ne doit employer les noms de monomanie, de manie, etc., que pour désigner les degrés de l'inflammation du cerveau (6).

(5) Revue médico-chirurgicale, 1828.
(6) Archives générales de Médecine, 1825.

En démontrant l'intime liaison qui existe entre l'aliénation mentale et les affections du cerveau, mon but est de prouver que cette terrible maladie provient généralement des fortes excitations de l'esprit ou de son organe, soit par l'étude, soit par quelque sensation profonde.

Le cerveau est évidemment l'organe matériel de la pensée : cette vérité est suffisamment prouvée par le fait que toute pression sur le cerveau suspend les opérations de l'esprit. Si une personne reçoit une blessure à la tête et qu'il en résulte une pression d'une partie du crâne sur le cerveau, l'intelligence est suspendue ou dérangée jusqu'à ce que la pression ait cessé. Des cas semblables à ceux que l'on va citer, ne sont pas extraordinaires. A la bataille de Waterloo, un homme eut un petit os du crâne enfoncé sur le cerveau à la profondeur d'un demi-pouce, ce qui occasionna la suspension de la volonté et du sentiment, et le laissa presque sans vie. M. Cooper souleva la portion du crâne qui comprimait le cerveau : aussitôt le malade se leva, recouvra l'usage de sa raison et guérit rapidement (7).

(7) Principes de Chirurgie militaire par John Hennen.

Le cas suivant a été observé depuis peu à Hartford. Un jeune homme appelé H. O. ayant fait une chûte dans son magasin, se releva de suite, informa plusieurs personnes de cet accident et continua de vaquer à ses affaires durant toute la soirée. Le lendemain il fut trouvé dans son lit, presque entièrement privé de sentiment, et bientôt il fut hors d'état de parler, d'entendre, de voir et d'avaler, et semblait n'avoir que peu d'instants à vivre. Il n'y avait cependant aucune apparence de fracture au crâne, ni même la plus légère lésion extérieure. Enfin l'on découvrit près de l'oreille droite un léger gonflement, et comme on était convaincu que le malade touchait à son dernier moment, les médecins se déterminèrent à lui perforer le crâne. Je levai, par l'opération du trépan, un petit os au-dessous du gonflement qui se trouvait près de l'oreille droite, et je n'aperçus qu'un peu de sang coagulé qui avait probablement coulé peu à peu d'un vaisseau rompu. A peine le sang eut-il été retiré, que le malade parla, peu à peu, il recouvra l'usage de ses sens, et six semaines après l'accident il jouissait de toutes ses facultés mentales et de ses forces physiques.

Richerand cite le cas d'une femme qui, dans une maladie, eut le cerveau mis à découvert par suite de l'enlèvement d'une partie considérable du crâne. Chaque fois que le docteur faisait une pression sur le cerveau, la malade perdait le sentiment, mais elle le recouvrait dès que la pression cessait. Le même écrivain rapporte un autre cas, celui d'un homme qui, ayant été trépané, s'apercevait de l'affaiblissement de ses facultés mentales et de l'anéantissement de ses forces physiques, chaque fois qu'un épanchement de sang au cerveau y produisait une pression (8).

Le professeur Chapman de Philadelphie, dit avoir vu un homme dont le crâne avait été perforé, et le cerveau mis à découvert, qui se soumettait habituellement à l'épreuve de la pression ci-dessus mentionnée, en présence des élèves du professeur Westar. La pression du cerveau lui faisait perdre l'usage de ses facultés mentales; elles étaient en quelque sorte dépendantes de celui qui opérait cette pression, car elles reprenaient leur activité

______

(8) Éléments de Physiologie de Richerand.

naturelle aussitôt que la pression cessait (9).

Mais le cas le plus extraordinaire qui soit à ma connaissance, et qui doit plus spécialement intéresser les physiologistes et les métaphysiciens, est celui dont parle sir Astley Cooper dans ses Leçons de chirurgie.

Un individu nommé Jones, dans une traversée sur la Méditerranée, reçut à la tête une blessure qui lui fit perdre l'usage de ses sens. Bientôt après cet accident le vaisseau ayant relâché à Gibraltar, Jones fut porté à l'hôpital de cette ville, où il resta plusieurs mois dans le même état d'insensibilité. Ayant été ensuite transporté à bord de la frégate *le Dauphin*, il arriva à Deptford, et, de là, fut envoyé à l'hôpital St-Thomas, à Londres. Il restait constamment sur le dos et respirait très-difficilement. Son pouls était régulier et à chaque pulsation le malade remuait les doigts. Lorsque la faim et la soif le pressaient, ses lèvres et sa langue étaient en mouvement. M. le docteur Cline, trouvant qu'une partie du crâne s'était affaissée, trépana le malade; aussitôt que cette partie eût été remise à l'état naturel, le mouvement des doigts

(9) Principes de Médecine, par Samuel Jackson, M. D.

cessa, et à quatre heures de l'après-midi, (l'opération avait eu lieu à une heure) il se mit sur son séant; le sentiment et la volonté ne tardèrent pas à lui revenir, et en moins de quatre jours, il put quitter son lit et s'entretenir avec ceux qui l'entouraient. Une capture faite dans la Méditerranée était la dernière chose dont il avait conservé le souvenir (10). Au moment où cet événement eut lieu, il perdit la mémoire et cet état d'insensibilité dura environ treize mois; mais lorsqu'on eut relevé la portion du crâne qui pesait sur le cerveau, il recouvra entièrement l'usage de ses facultés mentales et de ses forces physiques (11).

Il est à observer qu'une maladie du cerveau n'affecte pas constamment toutes les facultés intellectuelles. Ces remarques viennent à l'appui du système phrénologique de Gall et de Spurzheim, qui prétendent que le cerveau contient plusieurs organes dont chacun exerce une fonction séparée et particulière, admettant ainsi un organe pour la comparaison un pour le langage, un autre pour le son, etc.

(10) Leçons de sir Astley Cooper, par Frédérick Tyrel.
(11) Scalpel, 1824.

Le docteur Beatie mentionne le cas d'un savant, qui, ayant reçu un coup sur la tête oublia totalement le grec, et cependant, sous aucun autre rapport, son esprit ni sa mémoire ne furent affectés. Le directeur Abercrombie cite également un individu qui à la suite d'un semblable accident perdit le souvenir de sa femme et de ses enfants, tandis qu'il se rappelait plusieurs circonstances récentes, notamment celle de la blessure qu'il avait reçue.

Sir Astley Cooper rapporte le fait suivant : Un allemand rafineur de sucre, qui était affecté du cerveau, ne cessait de parler anglais dans les premiers temps de sa maladie ; mais lorsque le mal empira, il oublia cette langue et ne se souvint plus que de l'allemand. Le même auteur relate le cas d'un malade de l'hôpital St-Thomas, qui, après avoir reçu un coup sur la tête parla une langue que personne n'entendait, et qui fut reconnue être le Welsh par une femme qui vint dans cette maison : sa blessure lui avait fait perdre entièrement le souvenir de l'anglais (12). Le docteur Conolly rapporte

(12) Durant un mois de fièvre, accompagnée d'une violente irritation du cerveau, j'oubliai les noms des choses

le fait encore plus remarquable d'un jeune ministre protestant, qui peu de jours avant son mariage, avait été blessé à la tête. Sa santé se rétablit, il vécut même quatre-vingts ans, mais depuis sa blessure son esprit fut constamment dérangé; néanmoins il conservant le souvenir de l'approche de son mariage et désirait impatiemment l'arrivée de cet heureux jour.

Nous voyons aussi des affections analogues résulter de fièvres et d'autres maladies qui agissent sur le cerveau. Le docteur Rush dit avoir vu dans la Pensylvanie plusieurs vieillards originaires de l'Allemagne et de la Suisse, qui durant leur maladie s'exprimaient dans leur langue natale, qu'ils ne parlaient plus depuis cinq ou six ans, et qu'ils avaient probablement

quoique mon esprit fût parfaitement sain sous tous les autres rapports. Un gentilhomme de ma connaissance qui rédigeait un dictionnaire anglais et français, perdit durant fort longtemps la mémoire des mots, par suite d'un travail excessif. Il oublia, comme par enchantement, le français, l'allemand et l'italien, dont il avait une connaissance approfondie, et ce ne fut qu'après un long repos et lorsque son cerveau eut recouvré son énergie habituelle, que ces langues lui revinrent à l'esprit.

R. M.

oubliée; pour expliquer ce fait, il suppose que l'action de la fièvre sur le cerveau y ramenait la mémoire.

Il cite aussi le cas d'un Italien qui enseignait les langues italienne, française et anglaise et qui, dans une fièvre dont il mourut à New-York, parla anglais au début de sa maladie, français au milieu, et italien le jour de sa mort.

On rapporte que plusieurs individus dont le cerveau était affecté, oubliaient les noms, les événements, les temps et les lieux, tout en conservant la mémoire des personnes et des nombres. Comme les blessures à la tête produisent souvent les mêmes symptômes que les fièvres, on ne peut douter que le cerveau ne soit également affecté dans les deux cas. On sait que l'aliénation mentale provient fréquemment des coups sur le crâne et que des individus qui durant plusieurs années avaient, par suite de fièvres, perdu la raison, l'ont recouvrée subitement, de même que Jones, qui, étant resté pendant un an dans un état d'insensibilité, recouvra l'usage de ses facultés mentales, après l'opération du trépan.

On trouve dans certains ouvrages sur l'aliénation mentale, des faits nombreux semblables à ceux que je viens de citer et qui tous tendent à prouver qu'un cerveau sain et bien développé est indispensable à l'opération régulière et puissante de l'esprit. Plusieurs de ces faits offrent le plus grand intérêt, mais sont très-difficiles à expliquer, sauf par le système adopté par Gall et Spurzheim, et que les célèbres MM. Combe ont développé d'une manière si éloquente (13).

Ces écrivains divisent les facultés intellectuelles en deux classes : le savoir et la réflexion. Les facultés du savoir sont : l'individualité, la forme, l'étendue, la pesanteur, les couleurs, les localités, l'ordre, le temps, le nombre, le son et le langage. Les facultés de la réflexion sont : la comparaison, et le causalité. Chaque faculté a dans le cerveau un organe séparé auquel la mémoire est inhérente. Ainsi il y a autant de différentes sortes de mémoires, qu'il y a d'organes pour le savoir et la réflexion. Ces écrivains ajoutent que la mémoire n'est qu'un

(13) Voir le Système de Phrénologie, par George Combe et les Observations sur l'Aliénation mentale, par Andrew Combe. M. D.

degré d'activité des organes et que par conséquent, cette activité augmentant par suite de
maladie ou de toute autre cause, le souvenir
des choses est beaucoup plus vif dans un temps
que dans un autre. Cela nous explique comment il arrive que, dans certaines affections du
cerveau, les malades perdent la mémoire des
mots tout en conservant celle des choses. Le
docteur Grégoire fait mention d'une dame qui,
après une attaque d'apoplexie, recouvra la mémoire des choses bien qu'elle ne pût les nom-
mer; d'autres oubliaient les noms de leurs plus
intimes amis quoiqu'ils se souvinssent parfaitement de leurs personnes. J'ai en ce moment
un malade qui, à l'exception des lieux, conserve
la mémoire de chaque chose ; il se rappelle
très-bien les personnes, les noms, les événements, etc., mais il ne se souvient plus de sa
maison, ni de celles de ses voisins, ni même
de l'endroit où il a demeuré durant plusieurs
années.

L'union qui existe entre le cerveau et l'esprit peut être prouvée plus particulièrement
encore par le défaut d'intelligence des idiots et
des crétins, dont l'organisation physique est
défectueuse. D'après plusieurs observations qui

ont été faites sur un grand nombre de ces individus, on a trouvé dit M. Esquirol, que leurs
têtes étaient, pour la plupart, mal conformées.
Le même écrivain ajoute « que les idiots et les
crétins manifestent quelquefois dans leur enfance une grande sagacité et semblent annoncer une intelligence supérieure ; mais cet esprit prématuré s'affaiblit insensiblement ,
leurs facultés restent stationnaires, et bientôt
s'évanouissent entièrement les espérances qu'ils
avaient fait naître (14). »

L'excitation de l'esprit produit ordinairement celle du cerveau ; ce fait rend encore
plus évident le principe que je veux établir.

Nous reconnaissons la vérité de cette assertion lorsque nous sommes affectés d'un violent
mal de tête ; nous sentons que ce mal s'augmente encore par des études et des méditations
profondes, car une trop forte application d'esprit détermine toujours une affluence de sang
vers la tête. Il est si vrai que l'excitation mentale
fait porter le sang au cerveau, que les médecins
recommandent expressément le repos d'esprit,
lorsque la tête est affectée par quelque lésion. Sir

(14) Dictionnaire des Sciences médicales , vol. 23.

Astley Cooper dit à cette occasion que l'on doit éviter avec soin tout ce qui peut exciter le cerveau , quand bien même l'aliénation ne serait pas complète , et cite le fait suivant : Un jeune homme , qui me fut amené du nord de l'Angleterre , avait au-dessus du sourcil une partie du crâne emporté. En examinant la tête je vis distinctement que les pulsations du cerveau étaient régulières et lentes ; mais au même moment quelque contrariété ayant agité le malade , les pulsations devinrent plus violentes et le sang se porta plus abondamment à la tête. Il est donc important d'éviter avec soin tout ce qui peut agiter l'esprit , autrement on rendrait nuls tous les autres moyens curatifs employés dans les affections cérébrales (15).

Le même auteur rapporte aussi qu'un jeune homme , par suite d'une blessure , avait au crâne une ouverture qui laissait voir les pulsations du cerveau, qui augmentaient sensiblement, si quelque chose même dans la conversation , venait agiter l'esprit du malade.

M. Broussais mentionne le fait suivant : le capitaine Thavernier, âgé de quarante-deux

____

(15) Leçons de Chirurgie , etc.

ans , jouissant d'une forte constitution, bien qu'il fût dénué d'énergie, reçut en mai 1815, au milieu du Palais Royal, quatre-vingt-dix jours avant sa mort , une lettre qui contenait de *fâcheuses nouvelles*. A la lecture de cette lettre, il fut comme frappé de la foudre et resta sans mouvement ; le côté droit de son visage fut paralysé et tourné du côté opposé. Il fut transporté au Val-de-Grâce, où les soins les plus prompts lui furent prodigués. Néanmoins la paralysie s'étendit sur le bras , la cuisse et la jambe du côté droit, et le malade perdit entièrement l'usage de la parole. Après qu'on eut employé divers remèdes pendant plus de deux mois , sa santé s'améliora et bientôt il put se lever et parler, quoique avec difficulté.

Vers cette époque, M. Thavernier reçut une autre lettre, que l'on présuma être de sa femme ; aussitôt après l'avoir lue , il perdit la parole, tomba dans une complète immobilité, fut privé de sentiment et frappé d'apoplexie. Cet officier étant mort trois jours après, on trouva, en examinant sa tête, que les sinus frontaux étaient engorgés et que plusieurs abcès et d'autres lésions organiques avaient affecté le cerveau. M. Broussais considère cette maladie, comme un cas d'inflammation chronique du cerveau par une cause morale (16).

Un grand nombre de faits prouvent que l'excitation mentale stimule le cerveau, et qu'elle est la base du traitement qu'on emploie d'ordinaire pour les affections cérébrales et spécialement pour la folie.

Cette maladie, qui généralement est produite par l'excitation morbide de quelques parties du cerveau, exige que, durant le traitement, cet organe soit dans le repos le plus absolu. Ceci montre évidemment combien sont utiles aux malheureux aliénés ces établissements où l'on pourvoit à tout ce qui leur est nécessaire, où l'on adoucit par les soins les plus touchants et les plus empressés, l'excitation de leur esprit.

Souvent il arrive, lorsque le sang se porte avec abondance au cerveau, que les facultés intellectuelles s'accroissent d'une manière extraordinaire. Pinel, et plusieurs autres médecins qui ont écrit sur l'aliénation mentale, citent divers malades qui à l'état normal montraient peu d'intelligence, mais dont les facultés de

(16) Histoire de la Phlegmasie chronique, par F. J. V. Broussais, vol. I.

l'esprit étaient fortement développées lorsque le sang se portait avec plus d'abondance au cerveau. J'ai observé des effets semblables chez certains aliénés; souvent leur mémoire semblait s'augmenter d'une manière extraordinaire; d'autres fois leur imagination s'accroissait merveilleusement, ce qui aurait pu faire supposer que ces malades étaient doués d'un haut degré d'intelligence. J'ai connu une personne qui, dans un paroxysme de folie, qui revenait périodiquement une fois par mois, paraissait très-animée et récitait correctement et avec beaucoup d'énergie des passages de Shakspeare et d'autres écrivains, mais qui dans les intervalles de ces paroxysmes se montrait stupide et entièrement dépourvue de mémoire ainsi que de la faculté de penser.

Nous avons plusieurs exemples de certains enfants chez lesquels les maladies ont développé les facultés intellectuelles. On pense communément que les facultés mentales du célèbre Novalis se développèrent à un haut degré à la suite d'une très-forte maladie qu'il eut à l'âge de neuf ans (17). Les facultés mentales

(17) Revue étrangère.

peuvent s'accroître prodigieusement lorsque le sang se porte avec violence au cerveau ; de même que, par la maladie et une inflammation partielle, les sens acquièrent souvent une plus grande délicatesse. Néanmoins ces effets peuvent se manifester durant la maladie lorsque le cerveau n'est surchargé d'aucune application mentale.

Je pourrais prouver par un plus grand nombre d'exemples la liaison intime qui existe entre l'esprit et le cerveau ; que cet organe, lorsqu'il est mal conformé, produit l'idiotisme, et que le délire et la folie sont le résultat ordinaire des affections cérébrales ; il arrive souvent aussi que l'abus de l'opium et des liqueurs fortes en affectant le cerveau influe sur l'esprit ; en général la faiblesse des facultés mentales provient chez les enfants d'un cerveau étroit et mal conformé, et chez les vieillards d'un cerveau affaibli et non de l'altération de ces mêmes facultés. Assez de cas viennent à l'appui de tous ces faits. Si nous admettons que le cerveau est l'organe par lequel l'esprit agit, nous reconnaîtrons la nécessité d'exercer cet organe avec beaucoup de ménagement, de ne l'affecter en aucun temps par un trop grand travail ou d'en

empêcher le développement en le laissant inac-
tif; car il est indispensable que les organes du
cerveau soient exercés d'une manière régulière
pour qu'ils puissent toujours manifester active-
ment et fortement les facultés intellectuelles.

L'état normal et un exercice régulier sont
beaucoup plus importants pour le cerveau que
pour les autres organes du corps, car si l'on ne
peut espérer une bonne digestion d'un estomac débile, ni tirer des sons harmonieux d'un
instrument faux, de même un esprit juste et
droit ne peut provenir d'un cerveau dérangé,
affaibli et mal conformé. Et cependant ceux
qui se vouent à l'éducation, semblent attacher
bien peu d'importance à ces vérités. On évite
avec soin tout ce qui peut exciter et surcharger
l'estomac, dans la crainte d'en troubler les
fonctions, et l'on ne songe pas qu'en excitant
ou en surchargeant le cerveau lorsqu'il est encore faible et imparfaitement développé, on
nuit essentiellement aux opérations de l'esprit.

SECTION II.

État du cerveau dans le premier âge. Son influence sur l'esprit. De l'excitation et de l'accroissement du cerveau par la maladie. Un esprit précoce, symptôme ordinaire de maladie.

Aucun organe n'étant primitivement développé ni préparé pour l'exécution puissante des fonctions qui lui sont propres, recherchons à quelle époque de la vie la nature a entièrement disposé le cerveau à remplir l'office important de la manifestation de l'esprit.

Arrêtons d'abord nos regards sur l'enfance et considérons quel est dans le premier âge l'état du cerveau.

Le cerveau d'un enfant nouveau-né pèse environ 10 onces (18), celui d'un adulte 3 livres et demie, quelquefois un peu moins. Mais si l'adulte se livre à une étude constante, il en résulte que son cerveau s'accroît encore au-delà de ce poids. On prétend que le cerveau de lord Byron pesait quatre livres et demie, et que celui du célèbre Cuvier pesait quatre livres treize onces et demie. Cet organe s'accroît de l'enfance à l'âge viril, demeure stationnaire depuis cette époque jusqu'à la vieillesse, mais alors il diminue de volume et de poids (19). L'étendue des différentes parties de cet organe varie constammen durant le premier âge, et ce n'est que vers la septième année que le cerveau est entière-

(18) Anatomie de Meckel, vol. 2.

(19) Anatomie pathologique d'Andral, vol. 2.

Les opinions sont très-partagées relativement au temps où le cerveau acquiert son entier développement ; ce n'est, au dire des plus savants écrivains physiologistes, qu'entre la vingtième et la trentième année ; tandis que sir William Hamilton et les Wenzels prétendent que c'est vers l'âge de sept ans. Cette dernière assertion me pament formé (20). Durant l'enfance, il est presque liquide et l'on ne peut en distinguer clairement les différentes parties (21). Il est aussi à cette époque plus rempli de sang, en proportion de son volume, que dans les autres périodes de la vie. Sa croissance est alors plus rapide que celle d'aucun autre organe ; à la fin des six premiers mois, son poids est presque double; il en résulte que le système nerveux, étant lié étroitement au cerveau, se développe de bonne heure et devient dans la jeunesse le système prédominant; car à cette période de la vie où le corps se fortifie, il est nécessaire que le sys-

raissant improbable, je n'hésite point à la rejeter. D'ailleurs, il est prouvé que la circonférence de la tête d'un homme fait, excède de deux pouces celle d'un enfant de sept ans ; différence beaucoup trop grande, pour être expliquée par l'épaisseur du crâne et des téguments. On peut facilement résoudre cette question en comparant plusieurs cerveaux d'hommes avec des cerveaux d'enfants de sept ans : on doit les prendre indistinctement, au lieu de comparer des cerveaux largement développés provenant d'enfants de cet âge, avec ceux d'adultes dont les crânes sont d'une petite conformation, ainsi qu'il est plus qu'à présumer qu'ont agi les écrivains ci-dessus mentionnés.   R. M.

(20) Meckel.
(21) Anatomie générale de Bichat, vol. I.

tème nerveux prédomine, afin de présider à tout mouvement vital et donner de l'énergie aux actions qui tendent à l'accroissement de l'organisation. En outre, « l'enfance, dit Bichat, est l'âge des sensations. Comme pour l'enfant tout est nouveau, chaque chose excite sa curiosité et captive tous ses sens; ce que nous considérons avec indifférence est pour lui une source de plaisirs. Il est donc indispensable que le système nerveux du cerveau soit bien développé, afin qu'il puisse répondre à l'action qu'il doit exercer (22). »

Mais il est certain qu'un développement grand et aussi prématuré, bien que nécessaire, comme nous venons de le voir, augmente les dispositions maladives : il peut produire les convulsions, l'inflammation et l'hydropisie du cerveau, ainsi que les autres affections nerveuses qui sont si communes et si funestes dans l'enance.

Il est donc de la plus haute importance de ne point augmenter l'action naturelle du système nerveux, soit en exerçant trop l'esprit des enfants, soit en excitant chez eux de trop

(22) Anatomie générale.

5.

fortes sensations, de peur d'augmenter en même temps les affections du système nerveux et la disposition que les nerfs ont naturellement à être excités et affectés lorsque toute autre partie du corps est malade, et d'engendrer ainsi la prédisposition à l'hypocondrie et toutes les autres affections nerveuses.

On a vu que l'excitation de l'esprit, en déterminant l'affluence du sang à la tête, augmente le volume et la puissance du cerveau de même que l'exercice des membres étend les nerfs et les fortifie. Les facultés intellectuelles qui se manifestent quelquefois d'une manière surprenante chez un enfant, et qui le rendent ordinairement supérieur à d'autres enfants de son âge, ne proviennent pas d'une meilleure disposition de son esprit, mais bien de ce que le cerveau, ou quelqu'une de ses parties, éprouve un accroissement considérable occasionné par un exercice habituel, qui développe plus rapidement les puissances de l'esprit. Cet accroissement du cerveau a toujours lieu, soit par un exercice fréquent et prématuré, soit par la maladie. Mais d'après mon opinion, le développement précoce des facultés mentales est un symptôme de maladie; et il arrive très-fréquemment que les enfants chez lesquels il se manifeste meurent jeunes (23). Cette vérité doit être spécialement rappelée aux parents qui, pour la plupart, croient que la précocité, à

(23) George Aspull et la jeune Lyra peuvent être cités à l'appui de cette assertion. Tous deux manifestèrent de très-bonne heure un génie étonnant pour la musique. Le premier étant encore enfant exécutait sur le piano des morceaux dignes de Cramer, de Kalkbrenner ou de Moschèles, et la seconde, dès son bas âge, déployait des moyens supérieurs sur la harpe. Ces deux enfants avaient la tête extraordinairement forte pour leur âge ; la partie intellectuelle du cerveau était volumineuse, et l'organe du son parfaitement développé. Comme il arrive à tous les prodiges, on fatigua leurs cerveaux, leur santé s'altéra, et ils moururent l'un et l'autre en bas âge. Je connais particulièrement un autre enfant, Giulio Regondy, célèbre guitariste, dont le génie pour la musique est également remarquable. Son cerveau est très-volumineux, et la conformation de son crâne annonce les plus nobles dispositions morales et intellectuelles ; mais il travaille beaucoup trop, et s'il passe la période de l'enfance, comme sa forte constitution peut le faire espérer, j'ai tout lieu de craindre que les puissances de son esprit ne se trouvent affectées par cet exercice précoce et que, *comme homme,* il ne soit plus aussi remarquable par son génie. Cependant il serait possible qu'il fît exception à la règle générale, comme Mozart, qui développa de même dès son enfance un grand talent musical et des facultés intellec-

moins qu'elle ne soit accompagnée de signes visibles de maladie, est d'un bon augure, et qui alors surchargent la mémoire et l'intelligence de leurs enfants. Quelquefois, cependant, à cette précocité se joint une difformité visible de la tête, et alors les craintes des parents sont fortement éveillées. Prenez pour exemple le rachitisme : on sait que cette affection est inhérente à l'enfance , et de l'avis des plus savants médecins, elle provient ordinairement de l'irritation ou de l'inflammation de quelque organe, et fréquemment de celui du cerveau. Les symptômes caractéristiques de cette maladie, quand

tuelles extraordinaires qu'il conserva dans toute leur vigueur jusqu'au dernier moment de sa brillante carrière. Le lecteur trouvera dans le septième volume du Journal Phrénologique, p. 14 , une narration fort intéressante sur un enfant précoce , qui mourut en bas âge , comme cela arrive d'ordinaire ; l'éditeur de cet ouvrage périodique a joint à cette notice diverses remarques fort curieuses. Le docteur Combe, dans ses Principes de Physiologie appliqués à la conservation de la santé et au perfectionnement de l'éducation physique et morale, traite au chapitre 8 des erreurs des parents en pareils cas ; cet admirable ouvrage , le meilleur de ceux qui ont été publiés jusqu'à présent , devrait être dans les mains de tout le monde.   R. M.

elle affecte le cerveau, sont une augmentation
considérable du volume de la tête et un développement prématuré des facultés intellectuelles. On a remarqué que les cerveaux des
enfants morts de cette maladie étaient extrêmement volumineux et presque toujours sains.
Meckel prétend que cet accroissement dans
la maladie des nœuds a lieu graduellement
sans que cet organe soit dérangé et provient
du sang qui s'y porte en abondance par une
action toujours croissante dans les vaisseaux
sanguins : et que cette augmentation produit
naturellement celle des facultés intellectuelles.
« Un des phénomènes les plus remarquables,
dans la seconde période du rachitisme, est,
dit M. Monfalcon, le développement précoce
et l'énergie des facultés mentales ; les enfants
noués ont beaucoup d'activité et de vivacité
dans l'esprit; doués d'une imagination extraordinaire, ils sont susceptibles de passions
vives, et leur pénétration est au-dessus de leur
âge; leurs cerveaux s'accroissent comme leurs
crânes, mais, ajoute-t-il, cette imagination
surprenante, ce jugement, cette intelligence
prématurée ne durent point; les facultés mentales sont bientôt épuisées par un développe-

ment aussi précoce est aussi énergique (24). »

Je ne dis pas, et je ne puis croire qu'une excitation immodérée de l'esprit puisse produire d'ordinaire chez les enfants la maladie des nœuds, mais je pense qu'elle peut occasionner un accroissement surnaturel du cerveau et augmenter le développement des facultés intellectuelles supérieures; ce développement sera suivi, comme dans le rachitisme, d'une faiblesse continuelle et de la perte de l'énergie mentale. Il est évident que l'accroissement des puissances intellectuelles ne résulte pas seulement de la maladie des nœuds, mais de différentes affections dans lesquelles le cerveau est stimulé, comme dans les fièvres et les inflammations, maladies qui affectent cet organe, et dans l'aliénation mentale. Les faits que nous allons citer viennent à l'appui de cette assertion. «Je me suis souvent arrêté, dit Pinel, à la porte de la chambre d'un malade, homme de lettres, seulement pour admirer l'éloquence qu'il acquérait durant ses paroxysmes. Il déclamait sur la révolution avec la force, la dignité et la

(24) Dictionnaire des Sciences médicales; vol. 46.

pureté de langage qu'un sujet aussi intéressant pouvait le comporter. Dans les autres moments cet homme ne possédait qu'une intelligence ordinaire. »

Souvent la mémoire s'augmente d'une manière surprenante par l'irritation ou l'excitation du cerveau, provenant du sang qui s'y porte en abondance. Le D' Abercrombie cite un petit garçon de douze ans qui fut trépané par suite d'une fracture au crâne. Cet enfant demeura dans un état complet de stupeur tout le temps que dura sa maladie, et lorsqu'il recouvra la santé, il perdit totalement le souvenir de l'opération qu'il avait subie. Durant le délire d'une fièvre qu'il eut à l'âge de quinze ans, il donna tous les détails de cette opération, désigna les personnes qui avaient été présentes, la manière dont elles étaient habillées, ainsi que d'autres particularités minutieuses. On ajoute qu'il n'en avait jamais entendu parler, et l'on ne sait comment il avait pu acquérir la connaissance de ce qu'il rapportait. J'ai aussi fréquemment remarqué que les puissances de la mémoire s'augmentent durant le délire, les paroxysmes de fièvre et les affections qui déterminent une affluence de sang au cerveau.

Assez fréquemment l'ivresse augmente l'é-
nergie des facultés mentales et ravive la mémoire. M. Combe mentionne un portier qui,
ayant dans un état d'ivresse oublié un paquet
au cabaret, ne put, lorsqu'il eut recouvré sa
raison, se souvenir de ce qu'il en avait fait, mais
s'étant enivré de nouveau, la mémoire lui revint à ce sujet. Shakespeare, dont l'autorité ne
saurait être révoquée en doute, dit que « le vin
rend l'esprit plus vif, plus pénétrant et plus
inventif » et un autre auteur affirme, d'après sa
propre expérience, que le vin, s'il est pris mo-
dérément, accroît et fortifie l'intelligence (25).»

Un grand nombre de personnes savent
par elles-mêmes que les facultés mentales, lorsqu'elles sont stimulées par le vin, les liqueurs,
l'opium ou quelque autre substance, éprouvent
un changement surprenant et rapide. « Qui
n'a puisé dans les flacons cette joie passagère,
ce bonheur et même ce courage qui s'y trouvent comme renfermés avec la liqueur géné-
reuse dont l'usage nous procure de si douces
extases, mais qui peut aussi troubler très-promp-
tement nos esprits ? »

(25) Confession d'un Anglais qui faisait usage d'opium.

Ces faits prouvent évidemment que les différents états de l'organisation exercent une grande
influence sur les facultés morales et intellectuelles et qu'il faut, pour donner et conserver à
l'esprit toute l'énergie dont il a besoin, faire
la plus grande attention à tout ce qui agit sur le
corps; prendre garde d'un côté de ne point
trop exciter l'esprit en excitant trop fortement
le système physique, et de l'autre côté veiller
à ce qu'une trop faible excitation ne paralyse le
développement de ces facultés; car le vin, de
même que les autres spiritueux, peut accroître
momentanément l'énergie de l'intelligence,
mais il ne tarde pas à l'affaiblir; de même une
diète trop longtemps continuée ou la privation
d'aliments, en diminuant les forces du corps
débilite l'esprit; j'ajouterai plusieurs faits qui
tous tendent à prouver que les facultés mentales s'accroissent par l'action du cerveau. On
a vu des personnes qui, pendant l'aliénation
mentale, avaient appris à lire et à écrire très-
rapidement, oublier tout lorsque leur raison
était revenue et que le sang avait cessé de se
porter au cerveau. Puis une nouvelle attaque
d'aliénation leur avait rendu la mémoire ainsi
que la faculté de lire et d'écrire.

6

Les songes font aussi parfois revivre chez un grand nombre de personnes le souvenir d'événements que le temps avait effacé de leur mémoire. Le Dr Abercrombie, dans ses recherches sur les facultés intellectuelles, cite plusieurs exemples de ce genre; je crois qu'ils peuvent donner l'explication de l'accroissement de l'activité du cerveau durant le sommeil. Dans le somnambulisme, état qui peut être considéré comme un songe, quelques individus se sont rappelé différentes choses qu'ils avaient oubliées depuis longtemps et ont parlé une langue dont ils n'avaient eu dans leur jeune âge qu'une légère connaissance. Chez quelques personnes, en petit nombre à la vérité, l'influence d'une forte excitation a produit ces étonnants efforts de mémoire, et dans les temps d'ignorance et de fanatisme on pouvait être porté à croire qu'elles possédaient le don des langues. Les unes pendant la durée de leur état convulsif parlaient avec facilité une langue qu'elles avaient apprise très-imparfaitement dans leur jeunesse et que depuis lors elles avaient tout-à-fait oubliée (26). D'autres récitaient de longs

(26) Ceci est bien certainement une erreur. Qu'une

passages d'ouvrages qu'ils n'avaient lus qu'une fois, et qu'ils avaient oubliés depuis plusieurs années (27). Des effets entièrement semblables sont produits par le magnétisme animal, qui, ainsi que tout le monde sait, agit si puissamment sur l'imagination. Souvent il arrive que, durant l'extase causée par le magnétisme, la mémoire acquiert un degré d'accroissement extraordinaire, et l'on a vu des personnes parler une langue qu'elles avaient oubliée depuis longtemps. Cet état d'extase est toujours accompagné de quelques symptômes qui démontrent que le sang se porte abondamment au cerveau;

personne puisse, durant une maladie du cerveau, se souvenir d'une langue qu'elle avait totalement oubliée, cela est parfaitement prouvé; mais il est absolument impossible qu'elle puisse parler facilement une langue dont elle n'a eu jadis qu'une connaissance très-imparfaite. Le plus grand effort de notre mémoire pendant les maladies du cerveau, c'est de nous rappeler les événements que nous avons oubliés; mais il n'est aucun degré d'excitation mentale où nous puissions acquérir ce que nous ne possédions pas auparavant.   R. M.

(27) Voyez dans le Magnétisme Animal, par Bertrand, les relations intéressantes sur les possédés, les trembleurs des Cévennes, les convulsionnaires de Saint-Médard, les malades exorcisés par Gasner, etc.

on éprouve alors de légères convulsions, les yeux sont brillants et peu de temps après ils deviennent humides (28).

La maladie produit de semblables effets. Ils ne sont pas rares, dit M. Bertrand, dans les affections qui excitent fortement le cerveau; M. Moreau (de la Sarthe), dit dans l'Encyclopédie méthodique (art. Médecine mentale), qu'il a donné des soins à un enfant de douze à treize ans qui ne connaissait que les éléments de la langue latine, et qui, dans la chaleur d'une

(28) Bertrand, Magnétisme Animal.

On doit admettre avec beauceup de réserve tout ce qui a rapport au magnétisme animal; attendu que la plupart des savants le regardent comme une véritable imposture; un comité de l'Académie royale des sciences de Paris a fait sur cette matière un rapport favorable auquel des hommes tels que Cloquet et Itard n'ont pas hésité à joindre leurs noms. Georget après une longue opposition finit aussi par accueillir les idées favorables au magnétisme animal; mais comme dés gens sages et instruits ont été souvent trompés à cet égard, jusqu'à ce que nous soyons plus éclairés sur les phénomènes magnétiques, on ne peut nous adresser le reproche sérieux de ne pas y ajouter une entière croyance. Ce rapport a été traduit en anglais par M. Colquhoun, shériff de Dumbartonshire.

R. M.

fièvre nerveuse, devint en état de parler facilement cette langue (29).

Mais le fait à ma connaissance le plus remarquable et le plus instructif est rapporté dans le Journal américain des Sciences Médicales pour 1829, par le professeur Horner, de l'université de Pensylvanie ; ce fait sert à démontrer l'influence de l'organisation et de l'action du cerveau sur l'intelligence, et me paraît mériter l'attention des métaphysiciens.

William M. était le quatrième enfant de sa famille. Il naquit à Philadelphie le 4 juin 1820 ; lorsqu'il vint au monde, sa tête était d'une grosseur ordinaire, mais bientôt elle augmenta considérablement par suite d'une attaque d'hydropisie du cerveau : elle était si volumineuse lorsqu'il commença à marcher, que tous les regards s'y portaient, et comme ce poids faisait pencher son corps en avant, il perdait facilement l'équilibre et tombait fort souvent. Du reste, l'état de sa santé ne laissait rien à désirer.

(29) Pour les raisons détaillées dans la note 26, je ne puis admettre cette remarque. Il est étonnant qu'un homme d'un esprit aussi remarquable que le docteur Brigham se soit ainsi trompé.

R. M.
6.

Le 12 décembre 1828, il tomba contre une porte et se brisa le front ; une heure après il eut des vomissements, devint très-malade et mourut le lendemain matin. Durant sa courte maladie, il n'éprouva aucune douleur à la tête et ne se plaignit que de l'estomac.

Après sa mort on examina sa tête ; elle avait vingt-huit pouces de circonférence et conséquemment était beaucoup plus grosse que celle d'un homme fait ; les ventricules latérales contenaient une grande quantité de sérosité transparente, qui, ayant considérablement enflé le cerveau, avait ainsi occasionné l'élargissement du crâne. Il n'est pas nécessaire de détailler l'état des autres parties du cerveau ; la plupart d'entre elles, notamment la base de cet organe, étaient saines ; et presque tous les petits vaisseaux sanguins étaient remplis de sang.

Le Dr J.-K. Mitchell, médecin de la famille, fait un récit intéressant des facultés morales et intellectuelles du jeune William. Il rapporte que cet enfant parlait fort bien à quinze mois, qu'à dix-huit il chantait assez purement des airs variés et qu'il manifesta toujours une grande prédilection pour la musique. Son intelligence était surprenante, et l'attention qu'il apportait à observer tout ce qui l'environnait était encore plus remarquable. Sa mémoire pour tout ce qui avait rapport au langage et aux sensations, excitait la surprise de ceux qui causaient avec lui ; nous croyons devoir en citer un exemple : une personne qui achetait ordinairement chez son père s'étant absentée pendant deux ans, revint dans la boutique à son retour et salua familièrement en entrant, mais on ne la reconnut pas. Cette personne s'étant par hasard retournée vers le petit M., celui-ci l'appela par son nom, lui demanda poliment des nouvelles de sa santé et lui dit qu'elle n'était pas venue les voir depuis deux ans.

Il était d'un caractère sérieux et choisissait de préférence la société des personnes âgées, prenait peu de part aux amusements de ses camarades et ne se plaisait qu'avec les enfants tranquilles ; pour un être aussi jeune, il avait beaucoup d'élévation dans les sentiments. Lorsque son père fut appelé en Europe pour les affaires de son commerce, cet enfant qui n'était encore que dans sa cinquième année, disait en voyant la douleur de sa mère : « Mon père reviendra bientôt ; mais s'il ne revient pas, je serai le mari de maman, je travaillerai pour elle, et je la soignerai dans sa vieillesse. »

Deux ans avant sa mort, le petit M. manifesta des sentiments religieux qui augmentèrent progressivement jusqu'à la fin de sa vie. Il donnait à ses camarades des avis auxquels il joignait l'exemple de sa conduite, se distinguant des autres enfants par la franchise de son caractère et son amour pour la vérité. Enfin étant encore plein de force et de santé, il parlait de la mort comme d'une chose qu'il désirait ; et à son dernier moment il exprima le plaisir de la voir approcher.

A mon avis, la véritable explication de l'intelligence surprenante de cet enfant, est que la maladie, ou toute autre cause, en attirant à la tête une surabondance de sang, irritait certaines parties du cerveau, qui recevait ainsi un accroissement surnaturel et prématuré ; et que les facultés mentales s'augmentèrent en proportion de ce développement (30).

(30) J'ai vu plusieurs exemples de ce genre. Des enfants dans le cas du jeune M. sont ordinairement graves et studieux ; ils aiment la retraite et recherchent la société des gens âgés préférablement à celle des enfants de leur âge. Ils sont doués d'une grande finesse d'esprit et d'une extrême sensibilité, et s'offensent lorsqu'on les traite en

Le docteur Monro, dans le second volume des Transactions Médicales de la Société de médecine de Londres, cite un pareil cas d'hydropisie, qui avait occasionné l'accroissement du crâne, accompagné d'une grande augmentation de mémoire. Des faits semblables à celui que nous allons rapporter ne sont pas rares dans les livres de médecine, ni dans la pratique. L. H., âgé de quatorze ans, n'avait jamais été sérieusement malade, bien que son extérieur annonçât une santé délicate. Il montrait une maturité de conception au-dessus de son âge et préférait l'étude aux amusements ordinaires de l'enfance. A l'âge de treize ans, il fut affecté du scrophule, ce qui produisit une maladie du crâne et ensuite des convulsions dont il mourut. A l'autopsie on observa que son cerveau avait un volume extraordinaire et que les vaisseaux sanguins étaient très-gonflés (31). On découvrit dans la substance du cerveau une petite tumeur rouge de la grosseur d'une noix.

enfants. Leur contenance excite la curiosité, car on y remarque quelque chose de vieux et de sensé qui contraste étrangement avec leur structure enfantine.

R. M.

(31) Mérat, Journal de Médecine, vol. 10.

Ainsi, il est plus qu'à présumer que l'application de l'esprit n'a pu produire la maladie, mais que la maladie elle-même, en augmentant l'affluence du sang au cerveau, a causé la précocité et la maturité de la conception. J'ai rapporté ce fait afin de prouver que dans l'enfance la maladie et la constante excitation des facultés mentales ont de semblables effets sur le cerveau, et peuvent l'une et l'autre le mettre hors d'état de continuer longtemps ses fonctions.

J'ai vu, relativement à la connexion entre les affections scrophuleuses et le développement prématuré de l'esprit, des cas parfaitement semblables à celui que je viens de citer. J'ai souvent observé les symptômes des maladies scrophuleuses chez les enfants, et je ne pouvais m'en rendre compte qu'en supposant que le cerveau avait été exercé aux dépens des autres parties du système, et cela à une époque de la vie où la nature s'efforce de perfectionner tous les organes du corps; et je remarquais avec douleur, quand la maladie était commencée, que la même cause retardait ou empêchait le rétablissement: j'ai vu plusieurs enfants de cinq à six ans tristes, mélancoliques, qui étaient longtemps languissants et maladifs; ceux d'entre eux dont l'esprit était le moins développé se rétablissaient promptement, tandis que les autres finissaient par mourir, malgré les efforts que l'on tentait pour leur guérison ; pendant leur maladie, ils se montraient passionnés pour les livres et pour tout ce qui pouvait exciter leur esprit, aussi chacun admirait-il la maturité de leur conception. Des enfants aussi précoces, lorsqu'ils sont atteints par la maladie, ont à mon avis beaucoup de peine à se rétablir ; plusieurs médecins m'ont dit que les diverses observations qu'ils avaient faites leur avaient donné la même opinion. Lorsque deux enfants sont attaqués de la même affection, il est à remarquer que, si l'un possède une intelligence supérieure et bien cultivée, tandis que l'esprit de l'autre n'a pas été exercé par l'étude, on aura moins d'espoir dans le rétablissement du premier que dans celui du second. Cette précocité d'intelligence provient du développement surnaturel d'un organe du corps aux dépens de la constitution. C'est ainsi que deux des plus célèbres médecins l'ont expliqué. « Une loi fondamentale de la distribution des puissances de la vie, dit Bichat, c'est que, dès qu'elles augmentent dans une partie, elles diminuent dans tout le reste de l'économie vitale; que leurs substances, ne pouvant jamais s'accroître, sont nécessairement transportées d'un organe à un autre, et qu'il faut, pour augmenter les facultés d'un organe, que ces mêmes facultés diminuent dans les autres (32). » — « Le développement extraordinaire de la sensibilité du cerveau, dit le docteur James Johnson, ne peut avoir lieu qu'aux dépens de quelque fonction ou de la conformation du système animal ou organique; ainsi, lorsque chez un individu un organe ou un système particulier, reçoit une surabondance d'énergie vitale, ce n'est qu'aux dépens d'un autre organe ou d'un autre système. Ce principe est incontestable et d'une vérité frappante; cependant il est en général peu compris et peu apprécié par un grand nombre de personnes (33). Le développement de l'esprit qui est la conséquence de celui du cerveau, est occasionné par une trop forte excitation et par une affluence extraordinaire d'énergie vitale, dérobée aux autres organes. Mais, comme le dit le docteur Johnson,

---

(32) Recherches physiologiques sur la Vie et la Mort.
(33) Influence de la vie civile sur la santé, etc.

« c'est une vérité à laquelle le monde fait généralement peu d'attention. » La plupart des
parents l'ignorent et s'occupent avec soin à cultiver de bonne heure l'esprit de leurs enfants.
Pour cela ils se font aider par des instituteurs,
qui, avec des livres, des cartes, des moyens
artificiels, des tableaux, entreprennent de donner en peu d'années aux enfants, de vastes connaissances en chronologie, en histoire, en géométrie et en beaucoup d'autres sciences pour
développer plus promptement l'intelligence de
ces êtres faibles et donner aux puissances de
leur raisonnement une vivacité surprenante;
et lorsqu'un enfant, par suite d'une telle instruction, ou par l'effet de la maladie, est arrivé à un degré d'intelligence supérieure, on
publie ses *Mémoires* et les *Anecdotes* de sa vie
(car il est rare que de pareils enfants vivent
beaucoup d'années) par amour pour la science
et pour l'exemple (34). On a fait circuler ces pu-

(34) Voyez les Mémoires concernant John Mooney Mead,
qui mourut le 8 avril 1801 à l'âge de quatre ans, onze
mois et quatre jours. Il « apprit des cantiques avant de
pouvoir parler couramment ; il se livra à la méditation
et à l'étude, jusqu'à l'époque de sa dernière maladie,

blications; elles ont été généralement approuvées et par conséquent elles doivent avoir exercé une grande influence sur l'éducation donnée aux enfants.

L'indifférence avec laquelle les parents envisagent le mal qu'ils peuvent faire à leurs enfants en excitant de trop bonne heure leurs facultés intellectuelles, provient du *mystère* dans lequel la science de *l'intelligence* a été en-

---

pendant laquelle, au moment où ses parents ainsi que les médecins croyaient qu'il se portait mieux, le mal, *sans aucune cause apparente*, prit subitement un caractère violent et inattendu. » Ces mémoires ont été « examinés par plusieurs personnes judicieuses, par des ministres et autres, qui furent tous d'avis unanime qu'ils devaient être publiés afin que les moyens qui avaient été employés pour élever l'enfant, ainsi que leurs résultats, fussent connus et pussent, en profitant aux parents et aux enfants, tourner à l'avantage de l'éducation. » Je désire sincèrement qu'il en soit ainsi, mais il faudrait pour cela que ces mémoires produisissent une impression toute différente de celle qu'ils avaient pour but de faire éprouver, et qu'ils enseignassent aux parents à éviter une semblable marche dans l'éducation de leurs enfants. Voyez aussi les Mémoires d'Addison Pinneo, de Mary Lothrop, de Nathan W. Dickerman, et les notes qui sont répandues dans les librairies et dans les divers ouvrages périodiques, concernant une foule d'autres jeunes prodiges d'intelligence.

veloppée et de ce qu'ils ignorent la liaison qui existe entre l'esprit et le corps ; car sous tous les autres rapports ils donnent les plus grands soins à la santé de leurs enfants. Mais ils paraissent oublier totalement le cerveau, bien qu'ils sachent qu'il est dangereux d'exercer trop fortement les autres parties du corps quand elles n'ont pas acquis leur entier développement. Ils apportent beaucoup de précaution à tout ce qui regarde la nourriture, de peur qu'un régime trop stimulant n'affecte la faiblesse et la délicatesse des organes digestifs de leurs enfants. Un père serait très-alarmé si, par l'usage trop habituel d'une alimentation abondante, son fils avait dès le bas âge l'appétit d'une personne adulte en bonne santé. Sans aucun doute il serait facile de former un tel prodige de gloutonnerie, car si l'on peut exciter chez un enfant la mémoire et la raison, et le rendre capable de se livrer à l'étude avec la même application et le même succès qu'un adulte, on peut également exciter les organes de l'estomac. Cependant il y a du danger dans l'un et l'autre cas ; mais dans le dernier, le danger serait beaucoup moins grand, attendu que l'organe de l'estomac n'est pas aussi délicat que celui du cerveau (35). —On peut augmenter jusqu'à un très-haut degré l'activité de la plupart des organes du corps, et les mettre en état de remplir pour un temps leurs fonctions avec une

(55) L'erreur grossière que les parents commettent en excitant trop fortement le cerveau de leurs enfants, prend sa source dans un faux système de philosophie qui a existé depuis Platon jusqu'à nos jours, et qui consiste à regarder l'esprit comme un être à part, que la matière ne peut influencer et qui n'a aucune liaison avec elle. Quand la phrénologie n'aurait eu d'autre avantage que celui de détruire des idées aussi anciennes, elle aurait encore fait beaucoup; si cette science eut été découverte il y a mille ans, et si ses principes eussent été mis en action, combien n'aurait-on pas évité d'erreurs graves dans l'éducation et de maladies pour le cerveau; combien de talents supérieurs qui ont été employés à de vaines spéculations métaphysiques eussent pris une direction meilleure et plus profitable! Tant que l'on ignorera que dans la vie, l'esprit agit à l'aide des organes matériels, on ne pourra concevoir aucun plan raisonnable d'éducation, ni aucun moyen véritable de conserver le cerveau dans son état normal. Plusieurs écrivains savaient, il est vrai, avant le docteur Gall que l'esprit est intimement lié à la matière; mais c'est la science de la phrénologie qui sur ce point important a fortement excité l'attention du public, et qui, avec le temps, changera ses idées et produira les plus heureux résultats.

R. M.

facilité et une puissance étonnantes. Je vais m'arrêter un peu sur ce point. Des enfants, par exemple, peuvent contracter l'habitude de manger et de digérer une quantité considérable de viandes excitantes. J'en ai vu un dans ce cas et lorsque je faisais observer à ses parents combien il était dangereux de donner journellement une nourriture aussi substantielle à un enfant qui avait à peine deux ans, ils me répondaient qu'il était extraordinairement robuste, et à la vérité, il paraissait avoir une santé vigoureuse ; mais bientôt après, il eut une fièvre inflammatoire qui dura longtemps : elle avait un caractère qui n'est pas ordinaire dans l'enfance, et je l'attribuai naturellement à une alimentation trop échauffante. Cette nourriture paraissait aussi influencer sur les dispositions de cet enfant et confirmait l'observation de Hufeland « que les enfants qui consomment trop de viande deviennent robustes, mais qu'ils ont en même temps un caractère passionné, violent et brutal (36). On peut aussi mettre un enfant

(36) Ce fait est incontestable, et néanmoins quelques parents, non contents de remplir l'estomac de leurs enfants, leur donnant encore de ces viandes fortement assaisonnées de vin et de liqueurs, comme s'ils voulaient

dans le cas d'exécuter des mouvements extraordinaires, tels que de danser sur la corde et de faire d'autres tours, mais il faut pour cela que les muscles soient fortement développés par un long exercice. C'est par une action répétée et puissante que les muscles des bras des forgerons, des boxeurs, des bateliers, ceux des jambes des danseurs ainsi que ceux de la figure des bouffons (37) deviennent extrêmement prononcés comparativement à ceux des autres parties du corps. Dans toutes les occupations auxquelles se livrent les hommes, certaines parties du système physique se trouvent particulièrement engagées dans une action plus puissante relativement aux autres, et quelques organes sont constamment exercés, tandis que les autres de-

augmenter la violence de leurs mauvais penchants. Rousseau remarque avec raison que tous les enfants sont voleurs, menteurs et gloutons; quant à cette dernière qualité, ils la doivent bien certainement à leurs parents.

R. M.

(37) Chez les gens qui ont l'habitude de se livrer à la colère, les muscles du visage se développent souvent à tel point qu'ils communiquent à la physionomie une expression de méchanceté qu'elle conserve, même en redevenant calme.

meurent inactifs. Ainsi pour rendre un organe supérieur en puissance, il est non-seulement nécessaire de l'exercer fréquemment, mais il faut encore condamner les autres à une complète inaction, afin qu'ils ne puissent attirer à eux cette énergie vitale qui est indispensable à celui que l'on veut rendre parfait.—Cette importante vérité, que plus on exerce une partie du système physique, plus elle s'accroît en force et en puissance, résulte des faits que nous avons cités et peut également s'appliquer à tous les organes du corps : elle regarde aussi bien le cerveau que les muscles. Les grands penseurs ont, comme on l'a déjà dit, le crâne extraordinairement volumineux, et par suite de plusieurs observations, l'on a acquis la certitude que très-souvent cette partie du corps prend de l'accroissement jusqu'à l'âge de cinquante ans et même longtemps après que les autres membres ont cessé de croître (38). « Ce

(38) Dictionnaire des Sciences médicales, vol. 22, Art. *Hydrocéphale.*

Il arrive au contraire que, dans l'aliénation mentale, lorsqu'elle se prolonge, le cerveau diminue, et particulièrement dans les parties appropriées à l'intelligence Tel était probablement le cas de Dean Swift, qui, plusieur

phénomène, dit M. Itard, n'est pas rare, même chez les adultes, notamment parmi les hommes qui s'adonnent à l'étude et aux profondes méditations et parmi ceux dont l'esprit entreprenant est constamment agité et inquiet. « Buonaparte, par exemple, avait dans sa jeunesse la tête fort petite; mais elle acquit par la suite un développement prodigieux. »

Un père comprendra qu'il peut, en augmentant par l'exercice les puissances de certains organes, mettre son fils en état d'exceller dans un grand nombre de choses et en faire un prodige d'esprit et d'agilité ; mais je voudrais en même temps qu'il comprît aussi à quelles conditions il obtiendra de pareils effets, ainsi que les conséquences qui en résulteront. Je voudrais qu'il s'appliquât à observer que le développement extraordinaire d'un organe produit un surcroît d'activité et de puissance, et qu'aucune partie du corps ne peut, principalement

années avant sa mort, avait été dans l'état d'imbécilité , du moins si l'on en juge par son crâne que l'on vient de découvrir. Esquirol cite le cas d'une aliénée dont le front, lorsqu'elle entra à l'hospice , était tellement large qu'il l'avait fait dessiner ; mais ensuite il devint étroit et petit.

R. M.

dans le jeune âge, être trop fortement exercée sans qu'il en résulte les conséquences les plus funestes. Il est certain que l'organe qui aura été trop excité, sera affecté pour la vie, ou que le développement des autres parties du système sera arrêté pour toujours.

De tout ce qui a été dit jusqu'ici, nous devons tirer une conséquence qui devrait être la base de toute instruction et que je veux répéter souvent, c'est que : *Le cerveau est l'organe matériel par lequel les facultés intellectuelles se manifestent ; que cet organe, étant extrêmement délicat et peu développé dans l'enfance, il est très-dangereux de l'exciter trop fortement à cette période de la vie.*

SECTION III.

Conséquences résultant du peu d'attention qu'on apporte
à la connexion qui existe entre l'esprit et le corps. Une
trop prompte culture des facultés mentales ne produit
pas toujours les plus grands génies.

Les instituteurs de la jeunesse paraissent
penser généralement qu'en excitant l'esprit,
ils exercent une chose totalement indépendante
du corps, un agent mystérieux dont les opérations ne requièrent aucune assistance corporelle. Ils s'efforcent d'accélérer au plus haut

point la marche des ressorts si délicats qui composent cette machine, tandis qu'ils semblent ignorer qu'elle est sous l'influence du système. Ils savent qu'une forte application peut accroître le mouvement et la puissance de cette machine; mais si quelque accident en dérange les ressorts, non-seulement ils ne savent pas quelle peut en être la cause, mais encore quel est le moyen d'y remédier. Néanmoins il est heureux qu'en pareil cas ils aient recours au médecin, lequel dirige toujours ses opérations sur un organe matériel. Si les médecins pensaient à cet égard comme les instituteurs, ils négligeraient totalement le système physique lorsqu'ils sont appelés pour remédier au dérangement de l'esprit, et au lieu d'employer des moyens propres à opérer un changement d'action sur le cerveau, ils se contenteraient d'agir par des arguments sur l'intelligence; car, s'il est possible de cultiver l'esprit sans le concours du système physique, pourquoi est-on obligé pour guérir le dérangement des facultés intellectuelles de donner des soins au corps?

Ceux qui se livrent à l'éducation de la jeunesse et ceux qui composent des livres pour les enfants, devraient, avant d'entreprendre de cultiver et de diriger l'esprit, acquérir des connaissances sur l'anatomie et la physiologie. Nous pouvons regarder comme un grand malheur la négligence que l'on apporte généralement à l'étude de ces sciences et, quant à moi, je suis convaincu que si elles eussent été comprises, un grand nombre de livres que l'on considère comme très-utiles à l'enfance n'auraient pas été publiés. J'ai tout lieu de croire que ces ouvrages, loin d'être avantageux à la société, ne peuvent produire que des maux incalculables. Il est très-surprenant que ceux qui donnent leurs soins à la culture de l'esprit, n'aient, dans un siècle aussi éclairé que le nôtre, aucune connaissance relative à l'organe par lequel l'intelligence agit, et n'apportent aucune attention à l'état de cet organe : et l'on trouvera toujours étrange que beaucoup d'individus aient la prétention d'indiquer dans des livres la manière dont l'esprit doit être cultivé ; car il est certain que, si les facultés intellectuelles qui dépendent ostensiblement d'un organe dont la nature leur est totalement inconnue viennent à être dérangées, ils sont obligés de recourir aux personnes qui, pour remédier au désordre de l'esprit, exercent leur art sur le système physique. Les instituteurs de la jeunesse, de même que Phaëton, veulent guider le char du soleil sans connaître la puissance qu'ils s'efforcent de maîtriser, ni les moyens d'en diriger l'action irrégulière.

Puisque je viens de parler des livres que l'on fait sur la manière d'élever l'enfance, il me paraît convenable de m'étendre un peu sur ce sujet. Ces livres sont excessivement nombreux; quelques-uns sont destinés aux enfants de deux à trois ans, d'autres sont à l'usage des écoles et des colléges. Il y en a qui enseignent aux enfants l'histoire et la géographie, d'autres la géométrie, la théologie et la métaphysique. Les différents ouvrages pour les enfants, les garçons et les filles, sont tellement multipliés que déjà on peut en apercevoir les effets pernicieux. On parviendrait difficilement à prouver qu'ils aient été avantageux à un seul enfant. Les jeunes gens de quinze ans qui ont toujours fait usage de ces livres et par conséquent surchargé leur mémoire d'une quantité innombrable de faits, et qui, depuis l'âge de trois ou quatre ans, ont appris à raisonner, ont-ils l'esprit plus vif et plus actif que ne l'avaient leurs parents au sortir de l'adolescence? L'intelligence de ces jeunes gens laisse-t-elle apercevoir maintenant quelques bons effets d'une culture extraordinaire dès les premières années? Le nombre des figures maigres, délicates et pâles que nous voyons dans les colléges, et dans les pensionnats de jeunes demoiselles, ne démontre-t-il pas le mauvais résultat de ce système? Je demande aussi comment on prouvera que les livres mis entre les mains des enfants qui n'ont pas atteint l'âge de sept ou huit ans, puissent produire un avantage durable, soit pour l'esprit, soit pour le corps (39); j'ai démontré qu'ils sont au contraire extrêmement nuisibles.

(59) L'éducation d'un enfant qui n'a point encore atteint l'âge de sept à huit ans, doit être principalement, pour ne pas dire entièrement, physique et morale. Il faut d'abord, pour que la constitution de l'enfant puisse se fortifier, qu'il soit toujours en mouvement; inspirez-lui de l'horreur pour le mensonge, le vol, la délation, l'oppression, la cruauté, la gourmandise et pour toutes sortes de vices. Quand la température le permet, faites-lui souvent prendre le grand air. Au lieu de réprimer les ris, les cris et l'innocente gaîté, encouragez-les plutôt : ce sont de grandes soupapes par lesquelles s'échappe cette surabondance de vivacité inhérente à la jeunesse : cependant il est des personnes assez extravagantes pour interdire à leurs enfants de parler et de jouer en leur

Mais outre le mal incalculable que de pareils livres occasionnent, en excitant de trop bonne heure l'esprit et les sensations des enfants, la plupart de ces ouvrages contiennent une foule d'erreurs et de faussetés ; on trouve dans un grand nombre de ceux qui sont « à l'usage des enfants de deux à trois ans » d'insipides niaiseries, comme : « Les Anglais aiment le roast-beef et le plum-pudding ; le Hollandais, le fromage et le sauret ; le Français, la soupe et la salade ; l'Allemand, le jambon et la choucroute (40). » Assurément les enfants de tout âge pourraient bien se passer de semblables connaisances. Beaucoup d'autres ouvrages intitulés « Leçons, Manuels et Contes à l'usage des enfants et des écoles, » contiennent, les uns des faits sur la vérité desquels on peut former des doutes ; les autres, des choses qu'il serait mieux pour les enfants d'ignorer ; d'autres enfin sont

présence. Ces jeunes créatures sont alors condamnées à un long silence, pendant lequel, immuables comme des figures de cire, il faut qu'elles compriment ces bruyants éclats si naturels à la jeunesse.

R. M.

(40) Voyez les Leçons pour les enfants de deux à trois ans.

au-dessus de leur faible intelligence. Quelques-uns renferment des passages tirés de l'Écriture concernant la création de l'homme, sa chûte et d'autres vérités religieuses que l'enfant ne peut comprendre et dont par conséquent il ne peut profiter; le simple récit de la Bible serait bien préférable. Certains ouvrages à l'usage des enfants contiennent aussi des leçons de géométrie, de botanique, d'astronomie, etc., etc., (41).

Les méthodes d'enseignement varient suivant les divers établissements d'éducation; mais celle qui tend à développer le plus promptement l'esprit est partout considérée comme la meilleure. Dans quelques écoles on cultive principalement la mémoire des enfants en leur faisant apprendre une quantité innombrable de faits, et l'on montre comme des merveilles de petits êtres qui savent à peine parler. Non-seulement on leur prodigue les plus grands éloges, mais on leur prédit encore qu'ils seront un jour des sujets très-distingués, parce qu'ils peuvent dire quel est l'homme qui a vécu le

(41) Voyez les Leçons à l'usage des Enfants et des Écoles, 1831. Le Manuel de l'Écolier, 1850, et beaucoup d'autres livres que l'on trouve chez les libraires.

plus longtemps, et beaucoup d'autres choses tout aussi utiles et aussi importantes. Ils sont en état de réciter beaucoup de faits relatifs à l'astronomie, la géométrie et la chimie, etc., etc.; mais ces êtres faibles et innocents ne les comprennent pas et les débitent à peu près comme le feraient des perroquets. Dans d'autres écoles les instituteurs emploient une méthode opposée; ils disent que les enfants ne peuvent apprendre que ce qu'ils comprennent et que l'on ne doit pas se contenter de cultiver simplement la mémoire; en conséquence ils leur enseignent que Mathusalem vécut neuf cent soixante-neuf ans, mais aussi qu'il était le fils d'Enoch et le grand-père de Noé; que l'année se compose de trois cent soixante-cinq jours et le jour de vingt-quatre heures; et cela pour que l'enfant puisse bien comprendre ce qu'il apprend. D'autres prétendent qu'il ne faut pas forcer les enfants de se livrer à l'étude, et que l'on doit leur laisser la liberté de n'apprendre que ce qu'ils veulent; mais ces instituteurs, loin d'atteindre leur but, éveillent dans l'esprit de leurs jeunes élèves, par un mauvais système d'éloges et de récompenses, d'autres passions d'une nature plus funeste. De toutes ces méthodes, s'il fallait en

choisir une , la première obtiendrait la préférence comme la moins nuisible, attendu qu'elle
est moins que les autres dans le cas de hâter
le développement de l'esprit et d'éveiller les
passions d'une manière prématurée. Cependant
on doit les regarder toutes comme dangereuses,
si elles mettent en action un organe qui n'est
pas entièrement formé; car alors elles s'écartent
des règles de la nature en exerçant les facultés
intellectuelles avant qu'elles ne soient parfaitement développées.

J'invite donc les parents à bien réfléchir
avant d'entreprendre de faire de leurs enfants
de petits prodiges. Bien que pour arriver à ce
résultat ils ne causent pas la mort de ces enfants, néanmoins ils affaiblissent sensiblement
leur constitution , et les rendent sujets aux affections nerveuses. L'excitation prématurée de
l'esprit sert uniquement à faire éclore quelques
jolies fleurs, qui bientôt se fanent sans produire
de fruits.

Que les parents, loin de s'affliger de ce que
leurs enfants ne manifestent pas dès les premières années de leur vie une intelligence
égale à celle de quelques autres enfants de leur
âge, se réjouissent au contraire de voir que

leurs jeunes rejetons jouissent à six ou sept ans d'une bonne santé et d'une belle organisation physique, et n'annoncent aucune inclination vicieuse tout en ne connaissant point les lettres de l'alphabet. On ne doit pas conjecturer de cela que ces enfants ont une intelligence inférieure à celle de ceux qui ont constamment étudié. C'est aussi une grande erreur de supposer que dans leurs jeux les enfants n'acquièrent aucune connaissance.

Un grand nombre de personnes pensent que l'enfant qui passe son temps, soit à construire une petite écluse ou un petit moulin dans le ruisseau, soit à bâtir une maison avec de la terre ou de la neige, soit enfin à se faire un traîneau ou un chariot, est un paresseux qui mérite d'être grondé, parce qu'il perd son temps, et n'apprend rien. Mais c'est une grande erreur ; car tandis que ce petit être s'abandonne aux mouvements de la nature, son esprit et son corps sont en activité et tendent ainsi à se développer. Tout ce qu'il voit, tout ce qu'il entend, tout ce qu'il ressent est nouveau pour lui, et la nature lui apprend à considérer les causes des différentes sensations qu'il éprouve et des phénomènes dont il est témoin. Pour lui, le Livre de la Nature est le meilleur, et si un jour il lui est permis d'admirer les merveilles de la création , il recueillera l'instruction par ses yeux, ses oreilles et tous ses sens.

Il ignorera pendant un certain temps que les pierres sont dures, que la neige se fond, que la glace est froide, qu'il se blessera s'il tombe d'un arbre, et mille autres choses aussi banales; de même qu'il ne pourra dire ce que c'est qu'un parallélogramme, un périmètre, le diamètre du soleil, le péricarpe d'un fruit, et beaucoup de choses semblables, que souvent on croit nécessaire d'enseigner à l'enfant (42).S'il emploie toujours son temps à s'occuper sans exciter trop fortement ses facultés mentales, peut-être ignorera-t-il un grand nombre de vérités communes, mais il acquerra la plus utile des connaissances , *le bon sens.*

Lorsque l'enfant est livré à lui-même, il manifeste un véritable esprit philosophique de recherche. Ce que l'on rapporte du célèbre Schiller, qui, étant enfant, monta sur un arbre pendant un violent orage pour essayer de découvrir d'où provenaient le tonnerre et les éclairs ,

(42) Voyez le Manuel de l'Écolier.

prouve la disposition naturelle que les enfants ont à s'instruire. Cette disposition, en excitant leur courage, éveille en eux ce désir d'apprendre, « qui est beaucoup plus avantageux que toutes les connaissances puériles qu'ils pourraient acquérir; cet esprit de recherche qui nous fait distinguer ce qui est juste en soi-même, de ce qui est simplement rapporté par des auteurs dignes de foi, et qui nous conduit à découvrir une vérité que personne ne connaît, et à repousser avec calme une erreur que tout le monde approuve, comme si nous ne devions rencontrer aucune opposition (43). » Mais l'enfant ne peut acquérir cet esprit de recherche si, pour l'instruire dans son jeune âge, il dépend toujours des autres, car dans ce cas l'étude est pour lui une tâche, et rien ne stimule dans son jeune cœur le désir de connaître la vérité et de satisfaire sa curiosité.

Qu'un père ne regrette donc point que son fils n'ait pas fréquenté les écoles dans ses premières années; car bien certainement les connaissances qu'il a acquises, soit en courant, soit

(43) Philosophie de Brown.

en s'exerçant à jouer en plein air, sont mille fois préférables aux leçons qu'il aurait apprises des instituteurs. Il possède ce qui est infiniment plus précieux que tout ce qu'un enfant peut acquérir du côté de l'esprit, c'est-à-dire, un tempérament sain, des organes bien développés, des sens que l'exercice a perfectionnés, et une forte constitution qui le rendra par la suite capable de se livrer au travail ou à l'étude avec toute l'énergie possible et sans aucun danger.

Les observations que j'ai faites sur les graves inconvénients qui résultent de l'excitation et du développement prématuré de l'esprit chez les enfants, sont la conséquence des notions particulières que j'ai acquises sur la manière dont on les élève dans plusieurs parties de cette contrée.

Bien certainement on donne aux facultés intellectuelles des enfants une excitation prématurée, et ce fait, qui est à ma connaissance, a été l'objet de mes observations personnelles. Plusieurs familles de ce pays emploient une méthode dont je vais donner le détail et qui est approuvée par un grand nombre de personnes du plus grand mérite. On fait apprendre par

cœur aux enfants de deux ou trois ans beaucoup de versets de l'Écriture et de l'histoire, etc., etc. Dès cet âge, on les envoie six
heures par jour aux écoles, où, durant plusieurs
années, ils apprennent à lire; puis on leur en-
seigne la géographie, l'astronomie, l'histoire,
l'arithmétique, la géométrie, la chimie, la botanique, l'histoire naturelle, etc., etc.; ils y apprennent aussi des hymnes, ainsi que des passages de l'Écriture et du catéchisme. Durant ce
temps ils vont tous les dimanches aux instruc-
tions religieuses, où ils récitent de longues leçons; on exige aussi de quelques-uns qu'ils as-
sistent au service divin deux fois le dimanche et
qu'ils rendent compte du sermon (44). Outre

(44) Excellent moyen pour dégoûter les enfants de la
religion. « J'ai été élevé, me disait un de mes amis, chez
un ecclésiastique qui nous faisait strictement observer
le dimanche, et qui exigeait de nous les choses les plus
sévères; on nous conduisait à l'église trois fois par jour;
nous étions obligés de rendre compte des sermons et
d'apprendre des hymnes par cœur; il nous était défendu
de parler pendant les longues prières du matin et du soir,
et tout le temps nous étions renfermés dans la maison.
Cette contrainte n'était adoucie que dans nos trajets de
la maison à l'église et de l'église à la maison, de sorte
que le dimanche, au lieu d'être pour nous un jour de

cela, beaucoup d'enfants lisent une foule de livres, de journaux et de recueils composés pour la jeunesse. J'ai connu des enfants de cinq à six ans qui étaient obligés d'écouter attentivement la lecture que l'on faisait le matin en famille et d'en rendre compte ; j'ai été surpris, même *effrayé*, de la merveilleuse puissance de mémoire qu'ils montraient dans ces occasions. J'ai connu d'autres enfants, que leurs parents ou des amis excitaient à apprendre des hymnes, des passages de l'Écriture, ou à faire certaines lectures en leur promettant des présents (45).

bonheur, était devenu un jour de pénitence et de mortification. Nous écoutions les sermons avec ennui, et notre plus grande punition était d'apprendre des hymnes. On ne pouvait trouver de meilleur moyen pour faire détester la religion, et je crains que cela seul n'ait fait naître chez ceux qui ont été durant leur jeunesse dans un purgatoire aussi sévère, l'indifférence qu'ils montrent aujourd'hui. »

R. M.

(45) On ne saurait trop tôt renoncer à cette détestable méthode d'obtenir quelque chose des enfants en leur promettant une récompense ; car en agissant ainsi, on les rend intéressés et gourmands ; on détruit dans leurs jeunes cœurs tous sentiments de bienveillance et de générosité, et l'on en fait des êtres cupides et avares.

On peut juger, d'après le récit qui précède, du travail d'esprit que l'on exige des enfants dans plusieurs familles intelligentes et respectables (46).

Bien que nous ayons déjà démontré le danger et même les funestes effets qui résultent de ces méthodes, je ne puis m'empêcher de dire que nombre de fois j'ai vu des enfants, que l'on regardait comme des prodiges, en ressentir les tristes conséquences; quelques-uns mouraient avant d'avoir atteint l'âge de six ou huit ans et manifestaient dans leurs derniers moments une maturité de conception qui augmen-

Souvent on promet quelque chose aux enfants pour qu'ils aillent à l'école, pour leur faire dire la vérité et pour les déterminer à prendre une médecine, etc. Lorsqu'un enfant est bien élevé et qu'il est arrivé à l'âge où il peut comprendre l'autorité paternelle, il n'est pas nécessaire de lui faire des promesses pour obtenir de lui des choses justes et raisonnables. Un mot de son père est une loi à laquelle il ose difficilement désobéir. Toutes les fois que des enfants au-dessus de deux ans sont turbulents, désobéissants, brusques et intraitables, c'est presque toujours la faute de leurs parents.

(46) L'*intelligence* de telles familles est assurément plus qu'apocryphe.

R. M.

tait encore la douleur de les perdre. Leur esprit était comme ces belles fleurs qni se fanent aussitôt qu'elles sont écloses. D'autres arrivaient à l'âge viril, mais avec un corps faible et des nerfs affectés; ils étaient sujets à l'hypocondrie, à la dyspepsie, et à toutes sortes de maladies nerveuses. Leur esprit, dans différents cas, conservait de l'activité, mais leur constitution était frêle. D'autres jeunes prodiges, et je crois que c'est le plus grand nombre, n'ont dans l'âge viril qu'une faible intelligence, et deviennent les instruments passifs de ceux que l'on croyait leurs inférieurs. Je suis certain de ce fait, non-seulement par l'autorité des livres et par mes propres observations, mais aussi par le témoignage de plusieurs instituteurs célèbres (47). On peut conclure de la vie des hommes distingués, que la culture de l'esprit dans l'enfance n'est pas nécessaire au développement des fa-

(47) Il arrive parfois que les enfants qui veulent primer dans les écoles, deviennent des sots par la suite. Ceux qui possèdent une bonne mémoire et du jargon dominent presque toujours dans leurs classes et y exercent une grande supériorité, bien qu'ils ne possèdent souvent qu'une intelligence fort ordinaire.

R. M.

cultés intellectuelles ; il arrive rarement que ceux qui ont fait des actions d'éclat et qui ont acquis des droits a la reconnaissance du genre humain, aient eu dans leurs premières années une éducation en rapport avec les travaux merveilleux qu'ils ont accomplis par la suite. Les plus grands philosophes, les guerriers les plus fameux, les poëtes les plus célèbres, les hommes enfin qui ont imprimé leur caractère au siècle dans lequel ils ont vécu, ou, comme dit Cousin, qui ont été la représentation vivante de l'esprit et des idées de leur temps, n'ont pas été mieux élevés dans leur jeunesse que ceux de leurs contemporains qui n'ont jamais été connus au delà des lieux qui les ont vus naître.

On a pu observer, et l'expérience le prouve tous les jours, que l'intelligence des hommes que leur génie a élevé au dessus de leurs semblables, n'avait été que faiblement cultivée dans les premières années de leur vie, mais que l'instruction qu'ils ont acquise eux-mêmes par la suite, les a portés aussi haut qu'aurait pu le faire l'éducation ; ce n'est pas à une culture prématurée qu'ils ont dû leur élévation, mais ils ont, comme le chêne altier, grandi au milieu des orages et des tempêtes qui grondaient autour d'eux. Les parents, les domestiques, et en général tous ceux qui ont approché d'enfants devenus plus tard hommes célèbres, racontent d'eux une foule d'anecdotes qui ensuite sont regardées comme avérées; mais quand on approfondit les choses, on reconnaît que la plupart d'entre eux ne doivent point leur grandeur à une application prématurée; ainsi Newton, qui, suivant ce qu'il rapporte lui-même, fut très-peu appliqué à l'étude et toujours le dernier de sa classe jusqu'à l'âge de douze ans; nous citerons aussi Napoléon, qui, d'après ce qu'en ont dit ceux qui le connurent intimement dans son enfance, jouissait d'une bonne santé, mais sous les autres rapports était comme les autres jeunes gens de son âge (48). Il arrive souvent que ceux qui dans leur enfance n'ont pas été mis dans les écoles, soit par cause de maladies, soit pour d'autres motifs, ont par la suite manifesté une

(48) Mémoires de la duchesse d'Abrantès : « Mon oncle, dit-elle, m'a répété mille fois que Napoléon n'avait dans son enfance aucune de ces singularités de caractère qui lui ont été attribuées par la suite. »

puissance d'esprit qui les a rendus l'admiration
du monde (49).

(1) Shakespeare, Molière, Gibbon, T. Scot, Niebuhr,
Walter-Scott, Byron, Franklin, Rittenhouse, R. Sher-
man, le prof. Lee, Gifford, Herder, Davy, Adam Clark, etc.
Ce dernier, à l'âge de huit à dix ans, avait peu d'instruction, mais il était extrêmement courageux, et possédait
une force de corps bien supérieure à celle des autres
enfants. On le regardait comme un sot, et son père ne
lui donnait des éloges que pour l'habileté avec laquelle
il roulait de grosses pierres ; habileté cependant qu'un
père, à mon avis, doit mieux aimer voir à son fils, que
celle qui le rendrait capable de réciter tout ce qui est
contenu dans les manuels, les recueils et les livres que
l'on a publiés jusqu'ici *pour les enfants*.

Opinions des plus célèbres médecins sur la culture prématurée de l'esprit.

Les observations que j'ai faites ne me laissent aucun doute sur le danger qui résulte du développement prématuré des facultés intellectuelles ; mais je suis loin d'espérer que la publication de mes idées sur cette matière apportera quelque changement dans l'esprit public, notamment dans les contrées où les parents sont partisans zélés des écoles d'enfants et de l'excitation précoce de l'esprit. Néanmoins j'engage fortement les personnes qui consacrent leurs soins à l'éducation de la jeunesse et qui désirent développer les facultés physiques des enfants, à consulter les observations de ceux qui, par leur position sociale, leur profonde instruction et leur expérience, sont devenus de puissantes autorité sur ce point. Elles doivent principalement rechercher quelles sont les opinions des médecins savants et expérimentés sur la culture prématurée de l'esprit.

Le célèbre Tissot, médecin savant et praticien habile, honoré des souverains, ami intime de Zimmerman, de Haller, et des hommes les plus distingués de son temps, a publié, sur la Santé des Hommes de Lettres, un ouvrage digne des plus grands éloges et qui a exercé en Europe une très-grande influence. « Les effets de l'étude, dit-il, varient beaucoup suivant l'âge de l'étudiant. Dans l'enfance, une application continue altère la santé et finit presque toujours par causer la mort. Lorsque j'ai vu de jeunes enfants doués d'une grande activité d'esprit manifester pour l'étude un goût et des dispositions beaucoup au-dessus de leur âge, je prévoyais le sort qui les attendait. Ces enfants, qui, au commencement de leur carrière, étaient des prodiges, finissaient par devenir des idiots ou des hommes d'un esprit très-médiocre. Nous devons conjecturer de cela que l'âge de l'enfance a été consacré par la nature aux exercices qui fortifient le corps , et non à l'étude qui l'affaiblit et l'empêche de croître et de se développer. » Après avoir rapporté divers exemples de maladies et de morts occasionnées par une trop grande application d'esprit dans la jeunesse il ajoute : « J'ai déjà parlé du tort que les paysans font à leurs enfants lorsqu'ils les emploient à un travail de corps au-dessus de leurs forces; mais les parents imprudents qui exigent de leurs jeunes rejetons un trop grand travail d'esprit, leur font un mal beaucoup plus grand. Il n'est pas de coutume plus cruelle et qui ait des suites plus fâcheuses, que celle qui oblige les enfants à se livrer à l'étude, et qui en exige des progrès trop rapides : c'est le tombeau de leurs talents et de leur santé. » Il conclut par cet avis : «Les emplois auxquels vous destinez vos enfants, doivent être votre règle pour diriger leurs études dans la jeunesse;

n'exigez pas, ainsi que le font certains parents, un travail trop fort dans le bas-âge de ceux que vous destinez à l'étude des sciences et des lettres, faites-les au contraire travailler le moins possible.» « Sur dix enfants, ajoute-t-il, qui ont diverses vocations, je préférerais que celui qui est destiné à travailler toute sa vie fût le moins instruit à douze ans. »

Nous allons maintenant établir de quelle manière on envisage la culture prématurée de l'esprit dans les pays qui ont donné le jour à tant d'hommes célèbres. Il est constant qu'aucune contrée n'a produit et ne renferme en ce moment autant de savants que l'Allemagne; en effet, les Allemands ont tellement surpassé les autres nations dans tout ce qui regarde l'étude des sciences, que Mme de Staël a nommé avec raison leur pays, « la Terre de la Pensée. » Nous devons en conséquence retirer un grand avantage des opinions que manifestent les Allemands sur ce sujet; car la santé dont jouissent leurs savants et leurs hommes de lettres et l'âge où ils parviennent nous prouvent l'excellence de leur méthode. En outre, les hommes les plus instruits de cette contrée ont depuis longtemps apporté une grande attention à la recherche de l'influence que la culture de l'esprit peut exercer sur la santé, à la nécessité de l'éducation physique dans le jeune âge, et à n'employer que des méthodes propres à perfectionner l'esprit et le corps. Plusieurs de leurs médecins les plus distingués se sont spécialement occupés de cette matière et ont ensuite publié leurs vues et leurs opinions. Nous allons citer quelques extraits de leurs ouvrages. Il ne peut y avoir de meilleure autorité à cet égard que celle du célèbre Hufeland, médecin du roi de Prusse, qui, par son savoir et ses liaisons avec les hommes de lettres les plus distingués de notre siècle, est plus que tout autre à même de décider dans cette importante question. Dans son intéressant ouvrage : *l'Art de prolonger la Vie*, il dit : « que tous les efforts que l'on tente pour exciter l'intelligence dans les premières années sont nuisibles, et que tout travail d'esprit est en opposition avec les lois de la nature, et ne peut que devenir très funeste aux organes, dont il empêche le développement. » Il ajoute encore : « Les facultés mentales ne doivent pas être exercées trop tôt, et c'est une grande erreur de penser que l'on peut les cultiver dans le bas âge ; il faut même s'en abstenir tandis que la nature s'occupe du développement des organes, attendu qu'elle a besoin pour cela de toute l'énergie du système. Si l'on oblige les enfants à se livrer à l'étude avant ce développement, le travail de la pensée nuit au perfectionnement de l'organisation et consume la plus noble partie de la force vitale ; d'où il résulte nécessairement que la croissance du corps est arrêtée et troublée, que la digestion est dérangée et que les humeurs en se détériorant produisent les maladies scrophuleuses. Enfin le système nerveux acquiert sur tous les autres une force prédominante qu'il conserve toute la vie et qui engendre les maux de nerfs, la mélancolie, l'hypocondrie, etc., etc. Il est cependant vrai que la diversité des caractères nécessite différentes méthodes, mais dans tous les cas, elles doivent être entièrement opposées à celles qui sont géneralement adoptées. Si un enfant manifeste dès ses premières années des dispositions pour l'étude, loin de l'exciter et de l'encourager, comme le font la plupart des instituteurs, il faut au contraire modérer son zèle, car la précocité d'esprit est presque toujours une maladie et annonce des inclinations extraordinaires qu'il est très-prudent de corriger. D'un autre côté, on doit faire étudier de bonne heure l'enfant qui est peu intelligent et dont les pensées sont lentes, attendu que chez lui l'exercice est nécessaire pour développer convenablement les facultés mentales. »

Le Dr Spurzheim, qui s'est livré à des recherches fort étendues sur ce sujet, et qui, durant un grand nombre d'années, s'est occupé exclusivement à déterminer l'influence de l'organisation sur les facultés de l'esprit, dit dans ses *Vues sur les Principes élémentaires d'Éducation* : « La plupart des parents s'appliquent avec beaucoup de soin à cultiver l'intelligence de leurs enfants et négligent de leur fortifier la constitution : ils sont persuadés que l'on ne saurait trop tôt enseigner à la jeunesse la lecture et l'écriture ; il résulte de là que les enfants sont obligés de rester plusieurs heures dans des écoles où ils respirent un air fétide, tandis qu'ils devraient, pour développer leurs organes, se livrer aux exercices du corps. Plus les enfants sont délicats, aussi plus leur esprit et leurs sensations sont précoces, plus il importe d'éviter pour leur éducation les fautes que nous venons d'indiquer ; sinon une mort prématurée pourrait devenir la conséquence de cette infraction aux lois de la nature. Nous voyons souvent aussi que ceux dont on admire le plus le génie dans leur enfance, consument toute leur énergie dans leur jeunesse et n'ont dans l'âge mûr qu'un esprit très-médiocre. L'expérience démontre tous les jours que, sur un certain nombre d'enfants doués d'une égale force d'intelligence, ceux auxquels on n'a donné dans leur bas-âge aucun soin particulier et qui n'apprennent à lire et à écrire qu'après le développement de leur constitution, mais qui du reste jouissent d'une bonne éducation physique, surpassent bientôt dans leurs études ceux qui, dès leurs premières années, se sont livrés au travail d'esprit, et qui, étant encore très-jeunes, ont lu une quantité considérable d'ouvrages. On ne doit jamais cultiver l'esprit aux dépens du corps, et l'éducation physique doit toujours précéder celle de l'intelligence; il faut ensuite les soigner simultanément, pourvu néanmoins qu'en cultivant une faculté on ne néglige pas les autres; car si la santé est la base de l'éducation, l'instruction en est l'ornement (50). »

(50) Ce qui vient d'être cité est extrait de l'édition française d'un important ouvrage. Une édition que je n'ai

Plusieurs personnes qui ont habité l'Allemagne m'ont dit que ces principes sur l'éducation de l'enfance ont été et sont encore professés dans cette contrée.

pas vue a aussi été publiée en Angleterre. L'estimable et savant auteur auquel nous avons emprunté le passage ci-dessus mentionné, était il y a peu de temps en ce pays, et il se proposait d'y enseigner la science intéressante de la phrénologie, science à laquelle il a donné un caractère philosophique, et qui par ses soins est parvenue à ce haut degré où nous la voyons à présent. J'aime à espérer que sa résidence en cette contrée produira un grand bien, car il est probable que ses idées fixeront l'attention du public sur l'importance de l'éducation physique, laquelle est presque entièrement négligée, et sur les dangers et les suites funestes d'une pareille négligence. Quant à ce qui regarde le système phrénologique, je ne suis pas en état d'en déterminer l'exactitude, mais autant que j'ai pu l'observer, il me semble qu'il explique beaucoup mieux qu'aucun autre le phénomène de l'action morbide du cerveau.

Je laisse cette note telle qu'elle était dans la première édition, bien que l'ouvrage auquel elle se rapporte ait été réimprimé dans ce pays. Quoique l'auteur n'ait vécu que peu de mois après son arrivée ici, j'espère néanmoins que le séjour qu'il y a fait produira tant d'heureux effets, qu'on pourra le considérer comme un bienfait.

Dans une lettre qu'il m'écrivit peu de jours avant la

Une dame allemande qui habite actuellement ce pays, et que son instruction et ses qualités distinguées ont mise en relation avec les hommes les plus instruits de sa nation, m'a dit qu'en Allemagne, on est généralement persuadé qu'une éducation trop précoce ne procure non-seulement aucun avantage à l'esprit, mais de plus, qu'elle nuit essentiellement au corps.

L'Italie a produit beaucoup d'hommes célèbres et de savants distingués, qui tous ont professé les mêmes principes sur l'éducation dans le jeune âge. Sinabaldy, dans son grand ouvrage sur *la Science de l'homme, ou l'Anthropologie*, s'exprime ainsi : « On ne doit pas fatiguer la mémoire des enfants, de préceptes, de fables et d'histoires dont ils ne peuvent comprendre ni la signification, ni la moralité. Forcer la mémoire avant que le cerveau

maladie dont il mourut, il faisait des observations sur l'activité d'esprit des habitants de cette contrée, et manifestait l'espoir que l'enseignement de la science à laquelle il s'était livré produirait un bien considérable et contribuerait à réformer l'éducation. J'ai la confiance qu'il a éveillé sur ce point important un esprit de recherche qui, s'il se maintient, finira par réaliser les avantages que l'auteur a prédits.

ne soit développé , c'est aussi nuisible que de fatiguer les muscles lorsqu'ils sont encore faibles ; car des marches trop prolongées ou des travaux trop rudes , occasionnent infaillible-une langueur générale, et empêchent pour toujours le parfait développement des organes du corps. Si l'on veut rendre les enfants aussi robustes, aussi sains et aussi vigoureux que la nature de l'homme peut le permettre, il faut que l'époque de leur vie qui s'étend de leur naissance jusqu'à l'âge de sept ans, soit entièrement consacrée à l'éducation physique et au parfait développement de leur organisation. »

En France, la manière d'élever la jeunesse a fixé l'attention de plusieurs savants distingués. De nombreux traités, dans lesquels on démontre l'importance de l'éducation physique, ont été publiés. M. Friedlander, dans un ouvrage récent qu'il a dédié à M. Guizot , parle en ces termes de l'éducation dans le premier âge : « Il était d'usage dans les temps anciens de ne point commencer à cultiver l'esprit des enfants avant qu'ils n'eussent atteint l'âge de sept ans. » M. Friedlander , après avoir fortement approuvé cette règle, dit que, notre climat nous forçant à tenir presque toujours nos enfants renfermés ,

nous avons eu naturellement l'idée de les instruire de bonne heure et d'en faire des prodiges·
Il indique ensuite dans un tableau que nous
allons reproduire les heures de repos et de travail, assurant qu'il est adopté par un grand
nombre d'instituteurs :

Age.	Heures de sommeil. (51).	Heures des exercices.	Heures de travail.	Heures de repos.
7	de 9 à 10	10	1	4
8	9	9	2	4
9	9	8	3	4
10	de 8 à 9	8	4	4
11	8	7	5	4
12	8	6	6	4
13	8	5	7	4
14	7	5	8	4
15	7	4	9	4

(51) Je pense que M. Friedlander accorde trop peu
d'heures pour le sommeil et que l'on devrait en ajouter
une de plus.— Un enfant dont le cerveau est actif et qui
annonce de la précocité, doit dormir une ou deux heures
de plus qu'un enfant dénué d'intelligence. Sept heures
de sommeil ne sont assurément pas assez pour un
garçon de quatorze ans, et l'expérience démontre tous

M. Ratier, dans un essai sur l'Éducation Physique des enfants, essai qui a été couronné par la Faculté royale de Bordeaux en 1821, s'exprime ainsi sur la culture de l'esprit dans le jeune âge : « Les enfants que l'on assujettit trop tôt à un travail d'esprit mal dirigé, sont très-souvent d'une santé faible et délicate et presque tous ceux qui se font distinguer par la précocité de leurs facultés intellectuelles, ont une fin prématurée ; aussi voit-on rarement un homme *parfait*, c'est-à-dire qui réunisse à un égal degré les qualités physiques, mentales et

les jours que le sommeil est aussi nécessaire à l'état normal du cerveau pendant son développement qu'une nourriture abondante. D'un autre côté, on doit avoir soin de ne pas accorder par trop de sommeil aux jeunes gens, car alors le cerveau devient lourd et irritable. Mais tout cela dépend beaucoup de la constitution; telle personne, par exemple, se contentera d'un temps de sommeil qui ne suffira pas à telle autre. Les parents tombent souvent dans une grande erreur en regardant comme suffisantes pour leurs enfants les heures de sommeil dont ils se contentent ; aussi cela occasionne-t-il fréquemment chez ces jeunes êtres la ruine de la santé et l'affaiblissement de l'intelligence. En général, les gens délicats et principalement les enfants doivent dormir plus longtemps que les personnes d'une constitution saine et robuste.

R. M.

morales. » M. Julien remarque dans son grand et intéressant ouvrage sur l'Éducation Physique, Morale et Intellectuelle, qu'à chaque page de son livre il a voulu éviter le double reproche de vouloir hâter le progrès de l'intelligence afin d'obtenir de prompts succès ou de chercher à retarder le développement des organes physiques des enfants en négligeant les moyens nécessaires à la conservation de leur santé. « Nous avons, ajoute-t-il, constamment suivi les principes de Tissot, qui voulait que l'enfance fût consacrée aux exercices qui fortifient le corps, plutôt qu'à l'application mentale, qui affaiblit et détruit les facultés physiques. » Il dit encore « qu'on ne doit ni presser ni tourmenter les enfants jusqu'à leur dixième année ; mais qu'il faut au contraire favoriser le développement progressif des facultés physiques, morales et intellectuelles par les jeux, les exercices du corps, une entière liberté sagement réglée, une bonne nourriture, des amusements toujours renouvelés, ayant soin d'écarter tout ce qui peut nuire à leur tempérament ; et que si l'on observe cette méthode, les enfants arriveront à leur dixième année sans soupçonner qu'on leur a enseigné quelque chose ; ils ne feront aucune distinction entre l'étude et la récréation, et reconnaîtront tous qu'ils se sont instruits volontairement et toujours en jouant. Si ces préceptes sont scrupuleusement observés, les enfants jouiront non-seulement d'un tempérament sain, mais ils auront encore de la grâce, de l'agilité, de la gaîté et du bonheur, un caractère franc et généreux, une mémoire bien exercée, un jugement droit et un esprit cultivé. »

Dans un ouvrage nouveau, publié par Charles Londe, intitulé *Gymnastique Médicale*, et qui, à juste titre, est très-estimé en France, l'auteur professe les mêmes principes et les base sur des raisons physiologiques remplies de vérité. Il dit « que l'hommemoral et intellectuel dépend de l'homme physique; que les facultés de l'esprit sont sous l'influence de certains organes, et que l'exercice de ces organes les développe, d'après cette règle générale : que plus on stimule un organe, plus il se développe et par conséquent plus il est en état de remplir les fonctions qui lui sont dévolues. Ainsi l'habitude, l'éducation et d'autres causes semblables n'opèrent aucun changement dans le caractère moral et intellectuel, sans agir sur l'homme physique et sans changer l'action des organes, affaiblissant les uns et donnant de la force aux autres. »

Le professeur Broussais, homme de grand savoir et de grand génie, et l'un des médecins les plus distingués de notre époque, dit à ce sujet : « Les travaux de l'esprit produisent, dans le jeune âge, des effets qui agissent sur le système physique. Ainsi le cerveau dont le développement n'est pas complet, acquiert par l'exercice de la pensée une énergie et un volume extraordinaires. Les facultés morales deviennent prodigieuses; mais cet avantage est malheureusement contrebalancé par des inflammations cérébrales et par une langueur qui s'empare du reste de l'esprit et en arrête le développement.

» Il est aisé de concevoir combien de maux résultent d'un genre de vie si peu en harmonie avec les besoins de la jeunesse, aussi voit-on rarement prospérer ces prodiges d'une éducation intellectuelle prématurée. Si l'encéphalite ne les enlève pas, ils périssent infailliblement soit par les maladies gastrites, soit par les affections scrophuleuses. Il arrive assez ordinairement que tous ces maux les accablent à la fois; s'ils n'y succombent pas dans l'enfance, ils sont sujets dans l'âge mûr à une irritabilité qui ne leur permet pas de résister aux influences maladives dont l'homme est sans cesse environné. Si les secours de l'art empêchent qu'ils ne soient enlevés par la première inflammation violente qui les attaque, on les voit néanmoins presque toujours dépérir à la fleur de l'âge (52).

De semblables opinions ont été propagées en Angleterre par la plupart des médecins les plus distingués de ce pays, et particulièrement par le célèbre Dr James Johnson, dans plusieurs de ses intéressants ouvrages. Cependant je dois faire remarquer que le traité de Locke, sur l'Éducation, en exerçant une grande influence en Angleterre, y a fait beaucoup de mal, attendu que ce philosophe prétend « que l'on doit raisonner avec les enfants dès leur bas âge. » Mais comme l'on a reconnu par la suite les funestes effets de cette méthode, elle n'a pas eu autant de succès qu'on l'avait d'abord espéré. Les auteurs qui ont écrit sur l'aliénation mentale assurent que l'on augmenterait et même que l'on ferait naître chez les enfants une prédisposition à cette

(52) Traité de la Physiologie appliquée à la Pathologie.

maladie, si l'on voulait raisonner trop tôt et trop fréquemment avec eux (53).

L'inutilité de cette méthode a été démontrée de la manière la plus satisfaisante par plusieurs grands écrivains, et particulièrement par Rousseau, dans son *Émile, ou Traité sur l'éducation,* ouvrage très-défectueux et très-absurde sous quelques rapports, mais qui contient un grand nombre d'importantes vérités pratiques sur l'éducation, et qui a eu en Europe une grande et avantageuse influence, mais il est peu connu en ce pays.

Les funestes effets de la méthode recommandée par Locke ont été, comme je l'ai dit plus haut, signalés par les médecins anglais. L'un d'eux, qui a écrit récemment sur l'Hydropisie du Cerveau, dit : « que le plan d'éducation que l'on suit à présent et dans lequel on exerce trop tôt les facultés intellectuelles, peut être considéré comme une des causes les plus fréquentes de cette maladie (54).

Un autre écrivain, dans un ouvrage très-estimé a nouvellement encore traité ce sujet de

(53) Voison, sur les Causes Physiques et Morales des Maladies de l'Esprit.

(54) Revue médico-chirurgicale, 1826.

manière à éveiller l'attention des parents et des instituteurs, il dit : « Le système moderne d'éducation , qui consiste à stimuler prématurémnet l'intelligence des enfants et à exiger d'eux des efforts nuisibles , n'est que trop répandu. On ne devrait jamais oublier les instantes recommandations de Struve , et si les parents viennent à les perdre de vue, il est du devoir des médecins de leur rappeler la nécescité de s'y conformer. On doit aussi agir doucement et progressivement sur la faible intelligence de l'enfance , car il est plus prudent de perfectionner l'instrument avant de l'employer, que d'en faire usage lorsqu'il n'est pas encore en bon état: Il en est de même des enfants et des adultes. On doit toujours considérer avec attention, dans la culture des facultés intellectuelles , si les capacités de l'individu sont dans le cas de répondre au travail que l'on exige de lui. Il est donc déraisonnable et souvent très-funeste d'imposer , soit à l'esprit soit au corps , mais principalement à l'esprit, un fardeau qu'il est hors d'état de supporter. Les parents qui sont trop disposés à regretter les cours instants que perdent en apparence leurs enfants dans le premier âge, s'en conso-

leront facilement s'ils réfléchissent que le savoir prématuré ne peut s'acquérir qu'aux dépens de la santé, et que la prudence avec laquelle on dirige les études, suivant l'âge et la
constitution de l'enfant, exerce une grande influence sur le développement des facultés mentales. En général, les efforts que l'on fait pour
perfectionner prématurément les puissances de
l'esprit, épuisent l'organe dans lequel elles rési-
dent. Ainsi le praticien éclairé doit s'opposer
avec énergie à la funeste méthode d'instruire les
enfants dès la première période de leur vie.
Les malheureux effets résultant de la folie et de
la vanité des parents, ambitieux de voir leurs
enfants devenir des prodiges de talent et d'esprit,
sont l'objet de notre constante sollicitude ; nous
les reconnaissons dans les symptômes nerveux
et les irritations qui conduisent fréquemment
aux paroxysmes des convulsions (55). »

Les dangereuses conséquences d'un développement prématuré de l'intelligence ont été souvent signalées par plusieurs médecins distingués des États-Unis, et l'un d'eux s'est exprimé

(55) Observations pratiques sur les Convulsions des
Enfants , par John North.

récemment sur ce sujet d'une manière remarquable, dans un ouvrage rempli d'excellentes observations.

« Dans le jeune âge, avant que le système physique soit bien développé, que le cerveau soit parfaitement consolidé et que les organes aient acquis une consistance convenable, l'exercice prématuré des facultés mentales est la source de nombreuses et cruelles maladies. Une trop forte excitation augmente considérablement les fonctions du cerveau ; affaiblit l'action des organes de la nutrition et de la sécrétion ; etc. ; restreint et débilite le système musculaire (56) ; donne aux nerfs une irritation morbide et rend le cerveau sujet à une variété extraordinaire d'affections. Les personnes douées à un haut degré d'une intelligence précoce, ont en général une santé faible et vivent peu de tems : elles sont presque toujours enlevées par des inflammations chroniques et

(56) Lorsque le corps se développe rapidement, il y a une augmentation d'énergie nerveuse qui produit l'accroissement du cerveau ; alors, si cet organe est excité, tout le système physique s'affaiblit et la croissance est arrêtée.

R. M.

autres maladies internes, ou par une violente inflammation du cerveau (57). »

(57) Principes de Médecine, fondés sur la structure et les fonctions des organes, par Samuel Jackson. M. D.

Note. — L'inutilité de la culture prématurée de l'esprit et les funestes effets qui en résultent ont été signalés par des observateurs distingués qui n'exercent pas la médecine. Cobbett, dans son *Avis à la Jeunesse*, ouvrage rempli d'excellentes remarques sur l'éducation des enfants, dit : « L'esprit aussi bien que le corps réclame le temps qui lui est nécessaire pour acquérir le degré de force que la nature lui assigne ; mais pour qu'il puisse l'atteindre, il faut non-seulement qu'on évite avec soin de le surcharger trop tôt, mais aussi qu'on en favorise le développement par une nourriture saine et abondante, un air pur, de fréquents exercices, et surtout qu'on ait le soin d'éloigner autant que possible toute cause de mécontentement et de chagrin. Le premier devoir d'un père est de donner à ses enfants, lorsqu'il en a la facilité, une constitution physique saine et forte. »

Un auteur américain jouissant d'une grande popularité a, dans un ouvrage nouvellement publié, exprimé à ce sujet son opinion de la manière suivante : « Le savoir doit marcher de pair avec le développement naturel des facultés physiques. Quand je vois un petit enfant qui, au lieu de jouir des beaux jours de la nature et de fortifier sa constitution par un exercice salutaire, est envoyé dans une école où il reste sur un banc durant quatre ou cinq heures, apprenant par routine ce qu'il ne peut comprendre, je ne puis m'empêcher de le regarder comme une victime de la vanité de son père et de la folie de son instituteur. Un tel système produira toujours les maladies et la décrépitude, arrêtera le développement des facultés physiques et de l'intelligence, et imprimera au corps et à l'esprit un caractère de vieillesse prématurée. » Paulding. Coin du feu d'un Hollandais, vol 1.

SECTION V.

La culture de l'esprit et l'excitation des facultés intellectuelles produisent souvent la folie, les affections
  nerveuses et les maladies du cœur.

La culture de l'intelligence et l'excitation
des puissances de l'esprit occasionnent une des
plus terribles et des plus déplorables maladies
dont l'humanité puisse être affligée ; maladie
qui maintenant est très-répandue dans cette
contrée et tend à prendre, du moins j'ai tout

11.

lieu de le craindre, un accroissement effrayant et rapide. Cette maladie est l'aliénation mentale ou le dérangement de l'organe de l'esprit; dérangement qui jette le désordre dans la manifestation des facultés mentales.

Nous ne pouvons préciser exactement le nombre des personnes qui dans les États-Unis sont privées de leur raison ; mais s'il y en a autant dans les autres états de l'Union que dans le Connecticut, ce nombre ne peut être au-dessous de *cinquante mille*, ou *un sur deux cent soixante-deux* individus, ainsi qu'il résulte des faits suivants. En l'année 1812, on chargea une commission de reconnaître de combien était le nombre des aliénés dans la province du Connecticut. Les membres de cette commission écrivirent dans chaque ville aux médecins et aux personnes les plus recommandables , afin d'en obtenir des renseignements exacts sur ce sujet. Ils reçurent les réponses de soixante-dix villes et déclarèrent, après beaucoup de recherches et de mûres délibérations, « qu'ils étaient assurés qu'il y avait dans le Connecticut mille individus dont l'esprit était dérangé et dont plusieurs se trouvaien t dans une situation vraiment déplorable. » J'ai communiqué tout récemment ce résultat au médecin de la maison des aliénés de Hartford, et je lui ai manifesté ma surprise de ce qu'il se trouvait dans cette province un si grand de nombre de personnes privées de leur raison : il m'assura que ce nombre était moins élevé qu'il ne le croyait. Mais si nous admettons qu'il y avait, en 1812, 1000 individus aliénés ou un sur 262, ce nombre est, en proportion de la population, plus du double que dans aucun pays de l'Europe. Depuis environ vingt ans, le nombre des fous a beaucoup augmenté en Angleterre ; cependant ce nombre n'excède pas 14,000, dont la moitié se compose d'idiots.

En Écosse le nombre des aliénés est dans la proportion de 1 sur 574 habitants, et dans les districts agricoles de l'Angleterre, il est de 1 sur 820 (58). L'aliénation mentale est pourtant plus fréquente en Angleterre que dans aucune autre contrée de l'Europe.

Il devient donc très-important de rechercher les *causes* qui dans ce pays produisent un si grand nombre d'aliénés ; et ces causes on doit

(58) Holiday.

les chercher dans tout ce qui exerce une action
sur le cerveau. J'ai déjà démontré que l'aliénation mentale est une maladie du cerveau, et
que tout ce qui excite fortement cet organe
peut en troubler l'action et occasionner le dérangement de l'esprit. Quelquefois elle provient d'un coup à la tête, ou d'une inflammation ou d'une fièvre qui détermine une affluence
considérable de sang au cerveau. Mais le plus
souvent, cette maladie est occasionnée par des
causes morales, par une excitation trop violente de l'esprit et par l'action qui en résulte
sur quelque partie du cerveau.

Ainsi, nous trouvons que l'aliénation mentale est plus fréquente dans les pays où le peuple jouit de la liberté civile et religieuse, où
tout individu peut prétendre aux plus hautes
dignités sociales, et où le chemin qui conduit
à la fortune et aux distinctions est ouvert à tout
le monde. En général, on trouve peu d'aliénés
dans les contrées où le gouvernement est des-
potique, parce que les habitants y ont peu
d'activité d'esprit, comparativement à ceux qui
vivent en république ou sous un gouvernement
représentatif. C'est pourquoi l'on compte très-
peu de fous en Chine, et des voyageurs assu-

rent qu'on n'en voit pas beaucoup en Turquie. L'aliénation mentale est aussi très-rare en Espagne et en Russie hors des grandes villes. En France, l'on rencontre moins d'aliénés dans les campagnes que dans les villes (59). Humbolt dit qu'il a vu très-peu de cas d'aliénation mentale parmi les sauvages de l'Amérique. Dans ces contrées, l'esprit de recherche et de progrès est rarement éveillé, et si parfois il se montre, il est bientôt étouffé; aussi les habitants n'y sont-ils guère plus intelligents que des brutes.

Dans tous les pays, une trop forte excitation de l'esprit prédispose à l'aliénation mentale. Aristote a observé que, de son temps, les hommes d'État étaient plus accessibles que les autres aux atteintes de cette maladie. On prétend que ceux qui s'adonnent, soit aux spéculations hasardeuses, soit aux travaux d'imagination et de goût, sont plus sujets à l'aliénation mentale que ceux qui se livrent à des occupations calmes et paisibles. Les registres de Bicêtre, en France, constatent que les aliénés de la classe bien élevée étaient pour la plupart des prêtres, des pein-

(59) Esquirol; art. *Folie,* vol. 16. Dictionnaire des Sciences médicales.

tres, des sculpteurs, des poëtes et des musiciens, et qu'il n'y avait parmi eux ni naturalistes, ni médecins, ni géomètres, ni chimistes (60).

En tous temps et dans tous les pays, l'aliénation mentale a toujours été plus fréquente lors des grandes commotions politiques. Les croisades, l'esprit de chevalerie qui en a été la suite, la réforme de Luther, les discordes civiles et les guerres de religion qui ont déchiré l'Europe, les révolutions de France et d'Amérique, ont prodigieusement multiplié le nombre des aliénés (61). Il est tellement vrai que cette maladie est produite par des causes morales qui affectent l'esprit, que M. Esquirol assure « qu'il pourrait donner l'histoire de la révolution depuis la prise de la Bastille jusqu'à la dernière apparition de Bonaparte, par celle de ses aliénés dont la folie se rapporte aux événements qui ont distingué cette longue période. »

Non-seulement les commotions qui influent puissamment sur les esprits, occasionnent l'a-

(60) Conolly.
(61) Esquirol, Rush, Voison.

liénation immédiate chez les adultes, mais elles
prédisposent la génération future à cette terrible
maladie ; cela est un fait certain, et mérite d'être
pris en grande considération. Esquirol assurent
qu'un grand nombre de femmes que les événements de la révolution avaient fortement affectées, mirent au monde des enfants auxquels
le plus léger accident fit perdre la raison. Il
est soutenu dans cette opinion par plusieurs
autres médecins, qui pensent *que les fortes
émotions, en affectant l'esprit de la mère, prédisposent l'enfant à l'aliénation mentale* (62).

(62) J'avoue que je partage cette croyance vulgaire que
les impressions qui affectent l'esprit de la mère pendant
sa grossesse, influent sur l'enfant. Il y a beaucoup
d'exemples de cette funeste influence. M. Bennett en mentionne un très-frappant dans le Journal de Médecine de
Londres. Une femme donna le jour à un enfant dont la
langue était couverte de plusieurs tumeurs globuleuses
qui empêchaient la bouche de se fermer, et qui, par la
couleur, la forme et la dimension, ressemblaient parfaitement à des grappes de raisin ; le même enfant avait sur
la poitrine une excroissance de chair qui était rouge et
avait la forme d'une crête de coq. Plusieurs questions
ayant été adressées à la mère avant qu'on lui montrât
son enfant, elle répondit qu'à l'époque de sa grossesse,

L'aliénation mentale chez les enfants ne provient pas toujours d'une trop forte excitation de l'esprit, ni du développement prématuré des facultés morales, bien que ce soit la cause la plus fréquente. Esquirol a vu des enfants dont quelques-uns étaient devenus fous par jalousie, d'autres par crainte, et plusieurs par les effets d'une trop grande sévérité de la part de leurs parents.

elle avait vu des raisins qu'elle avait ardemment désirés, et auxquels elle avait pensé constamment; et que, dans le même temps, elle avait été poursuivie par un dindon.

Jacques VI d'Écosse avait horreur d'une épée nue, et montrait beaucoup de timidité et de poltronnerie. Ce caractère, bien différent de celui des Stuarts qui l'ont précédé et suivi, était attribué au meurtre de Rizzio, qui avait été égorgé sous les yeux de la reine Marie lorsqu'elle était enceinte du futur monarque. Suivant Esquirol, les enfants dont l'existence datait du temps des horreurs de la première révolution française, avaient des dispositions à être faibles, nerveux, impressionnables, faciles à irriter; ils étaient aussi tellement prédisposés à l'aliénation mentale, que la moindre excitation pouvait produire cette funeste maladie. L'histoire de Jacob et de ses baguettes, telle qu'elle est rapportée au trentième chapitre de la Genèse, est une preuve que dans les temps anciens on croyait que les impressions des parents peuvent influer sur les enfants. — Introduction à la Phrénologie, par Macnish, page 151.

Pinel a fait les mêmes observations. Le premier cite le cas d'un enfant qui, doué d'une intelligence précoce, avait une tête extraordinairement volumineuse, et qui perdit la raison à l'âge de onze ans.

Il atteste aussi avoir connu plusieurs étudiants qui devinrent fous pour s'être livrés avec trop d'ardeur à l'étude, afin de surpasser leurs camarades. M. Foville dit avoir vu un enfant de dix ans auquel la lecture assidue des romans avait dérangé l'esprit ; cet enfant avait fini par se croire l'un des héros de ces ouvrages et passait la plus grande partie de son temps à se battre contre les murs et les arbres, qu'il prenait pour des ennemis (63).

Bien que l'excitation de l'esprit ne produise pas toujours l'aliénation mentale durant l'enfance, je pense néanmoins qu'elle peut y donner lieu par la suite, en augmentant d'une manière prédominante l'action du système nerveux. Les faits suivants viennent à l'appui de cette opinion. Van Swieten prétend que toutes les personnes frappées d'aliénation mentale ont eu des

(63) Dictionnaire de Médecine et de Chirurgie pratiques, vol. 1.

convulsions dans leur jeunesse ; et moi-même j'ai vu un grand nombre de cas où une excitation prématurée des facultés intellectuelles paraissait être une cause de convulsion. Je connais plusieurs enfants, remarquables par le déve- de leur tête, la maturité de leur intelligence et les grands progrès qu'ils ont faits dans leurs études, qui tombent dans des convulsions par suite de la plus légère excitation.

D'après les faits que nous venons de rappor- ter concernant l'aliénation mentale, nous som- mes portés à croire que la grande quantité de fous que l'on rencontre en ce pays, doit être attribuée aux causes suivantes :

1° Une trop constante et trop forte excitation d'esprit, résultat naturel, dans ce pays de li- berté, des efforts que l'on tente et des débats dans lesquels on s'engage pour arriver à la fortune, aux emplois, aux distinctions politi- ques et pour assurer le succès d'un parti ;

2° L'action prédominante que l'on donne au système nerveux, en cultivant trop tôt l'esprit des enfants et en excitant chez eux des sensa- tions précoces ;

3° La négligence que l'on apporte à l'éduca-

tion physique, ainsi qu'au développement si-
multanée de tous les organes du corps;

4° L'excitation de l'esprit chez les femmes.
On n'apporte pas en général assez d'attention,
dans l'éducation des jeunes personnes, à la différence physiologique qui existe entre leur sexe
et celui des hommes. Les instituteurs réfléchissent rarement que chez elles la nature a donné
aux nerfs une action prédominante; qu'elles
sont douées d'une imagination beaucoup plus
active,que les hommes; que leurs émotions sont
plus fortes et leurs sens plus susceptibles
d'impressions délicates. L'éducation des jeunes
personnes réclame donc les plus grands
soins, de crainte que cette extrême sensibilité qui caractérise leur sexe, et qui, lorsqu'elle est développée avec attention, con-
stitue les qualités supérieures et l'excellence
des femmes, ne devienne excessive par une
trop forte excitation, ou ne soit entièrement
anéantie par une éducation mal dirigée (64). Si

(64) Étant dernièrement à dîner chez un gentleman,
j'eus occasion de lui demander combien d'heures sa fille,
âgée de sept ans, passait à l'école; il me répondit : sept
heures; cette enfant, dont le cerveau était très-volumi-

nous pouvions parler ici des efforts que l'on fait pour donner aux femmes certaines qualités d'esprit qui ne peuvent convenir qu'aux hommes et pour les rendre capables comme ceux-ci de fixer longtemps leur attention sur des vérités abstraites, il serait facile de démontrer que cette manière de voir est entièrement contraire aux lois auxquelles leur organisation est soumise par la nature, et qu'elle tend à augmenter cette sensibilité exquise qui les rend bien supérieures aux hommes dans tout ce qui a rapport aux sentiments et à l'affection.

En général, dans l'éducation des femmes, on n'apporte pas assez de soin à l'organisation de leur esprit ; on développe au plus haut degré

neux, paraissait fort nerveuse et d'une santé extrêmement délicate ; je lui fis quelques observations sur le tort qu'il avait de trop exciter les facultés intellectuelles de sa fille, et je lui recommandai fortement de restreindre son travail à deux heures au plus par jour. Il le fit et la santé de son enfant s'améliora sensiblement ; s'il avait persisté dans son système, il aurait infailliblement sacrifié la vie de cette enfant. Ayant lu depuis l'ouvrage du docteur Brigham, il est un de ceux qui ont tiré un grand avantage de cet excellent traité.

R. M.

leurs facultés intellectuelles, et par conséquent on altère ou l'on rend excessive leur sensibilité naturelle. Cette extrême sensibilité n'est pas toujours contrebalancée par le travail, car il n'y a pour ainsi dire pas de pays où les femmes appartenant à la classe aisée s'adonnent aussi peu aux exercices que dans celui-ci. Mais d'un autre côté elles prennent une part plus active que dans tout autre pays à ces débats et à ces discussions qui ont lieu entre les différents partis, et qui, chez des êtres dont le système nerveux est irritable, sont dans le cas de produire de fortes émotions ; aussi ai-je déjà démontré que de semblables émotions chez les femmes peuvent avoir sur leurs enfants les effets les plus funestes et les plus déplorables.

On ne peut contempler sans effroi l'activité mentale qui, dans cette république, anime une si nombreuse population dont les facultés d'esprit sont dans un état perpétuel d'excitation ; et ce qu'il y a de plus fâcheux c'est que jusqu'ici on n'ait apporté aucune attention aux dangers qui peuvent en résulter. Les faits que je vais citer, concernant la ville de Hartford, sont, sans aucun doute, applicables à la plupart des villes d'une même étendue aux États-

Unis. Presque tous les enfants et je dirai même tous les enfants de cette cité, qui contient environ 7,000 habitants commencent à fréquenter les écoles dès l'âge de trois à quatre ans, y passent six heures par jour durant plusieurs années et vont aussi à l'école du sabbat (65). En général, la plupart des familles ont

(65) Environ 1,200 enfants appartenant à la ville de Hartford vont à l'école du sabbat le matin et l'aprèsmidi, et un grand nombre d'entre eux fréquentent aussi l'église. On les tient donc, tant à l'école qu'à l'église, environ six heures chaque dimanche. Cette sujétion du corps et cette application de l'esprit, même pendant un jour de la semaine, sont trop fortes pour de jeunes enfants : et si nous songeons que la plupart d'entre eux, principalement les plus petits, restent à l'école durant toute la semaine, nous concevrons facilement combien il devient nécessaire de réformer de pareils abus.

D'après ce que j'ai observé, tant à Manchester que dans les autres grandes villes de l'Angleterre, je suis convaincu que les écoles qui s'y tiennent le dimanche peuvent être mise au nombre des meilleures institutions ; ces écoles étant d'une grande utilité dans beaucoup de villes et de districts de ce pays, je fais des vœux pour qu'elles y soient maintenues et pour que dans les endroits où les enfants ne peuvent aller à l'école pendant la semaine, on forme des établissements où ils puissent être instruits le dimanche ; mais je ne puis croire que les

non-seulement des bibliothèques et des livres pour les enfants, mais encore des journaux et autres ouvrages périodiques. Il y a dans la ville, neuf grandes églises appartenant à six différentes sectes, et de plus, il y en a une pour les gens de couleur; elles sont toutes remplies deux fois, et souvent trois fois chaque dimanche. Il y a en outre des réunions religieuses qui se tiennent les autres jours et qui, dans les diverses églises, se montent à vingt, à trente par semaine. On y compte aussi deux lycées, ou assemblées littéraires où il y a réunion une

mêmes enfants qui suivent les classes durant toute la semaine, et qui vont à l'église le dimanche, soient encore ce jour-là en état de retourner à l'école. Cette méthode ne peut donc présenter aucune utilité pour les enfants.

On doit avoir dit une infinité de choses sur la nécessité de consacrer au repos un jour de la semaine afin de conserver la santé; pourquoi un pareil repos ne serait-il pas nécessaire aux enfants? mais si les écoles du dimanche doivent être conservées pour ceux qui vont en classe les autres jours de la semaine, je désire au moins que la séance de l'après-midi soit supprimée. Ce changement vient d'être fait par les directeurs de l'école du dimanche, qui sont attachés aux plus grands établissements religieux de la ville de Hartford.

fois par semaine, et qui sont gratuitement ouvertes à tout le monde. Dans l'une, on traite quelques sujets de politique et d'histoire ; et dans l'autre on fait des lectures dont on laisse le choix aux auditeurs ; ces deux assemblées sont très fréquentées. Chaque semaine, on publie à Hartford sept grands journaux politiques qui traitent des intérêts de trois partis différents ; on y publie aussi cinq grands journaux religieux dont aucun n'appartient à la même secte. Il paraît encore de temps en temps divers ouvrages périodiques. Outre les papiers publiés dans cette ville, les hommes d'affaires reçoivent et lisent un ou plusieurs de ceux qui paraissent dans les cités plus importantes, ainsi que la plupart des revues et magasins qu'on publie tant dans ce pays qu'en Angleterre (66).

(66) D'après les informations que j'ai prises au bureau de la poste, je sais que le nombre des ouvrages que reçoivent les habitants de Hartford et qui proviennent des autres villes, se montent, savoir : ceux qui sont publiés tous les jours, à 80 ; ceux qui paraissent tous les trois jours, à 110 ; et ceux que l'on publie chaque semaine, à 432. J'ai appris, en outre, que l'on reçoit annuellement au bureau de la poste, plus de trois cents dollars pour frais de journaux et de pamphlets qui sont envoyés irrégulièrement.

Les feuilles publiés à Hartford ne circulent pas à une grande distance, mais elles sont lues par les habitants de la ville et des environs ; et les grands villages de chaque section ont encore des journaux qui leurs sont propres. Il résulte évidemment de ce qui vient d'être établi que les habitants de Hartford possèdent dans les ouvrages périodiques plus de moyens d'exciter l'esprit que la plupart des grandes villes de l'Europe et même beaucoup plus que les habitants de Naples, de Madrid et de Moscou.

En conséquence, si l'excitation constante de l'esprit présente des dangers dans quelque pays que ce soit, elle en offre bien certainement dans cette contrée, et elle ne peut manquer d'avoir par la suite les résultats les plus désastreux ; en conséquence les hommes qui font profession de patriotisme et de philanthropie doivent y apporter la plus scrupuleuse attention.

On a généralement observé avec raison que la force de nos institutions républicaines dépend de l'intelligence et de la vertu des citoyens, mais à côté de l'ignorance et du vice ; il existe d'autres causes qui opèrent lentement et en silence sur l'homme physique, et qui bien certainement entraîneront la ruine du pays. La décadence de l'empire romain fut marquée par la prédominance générale du système nerveux, principalement chez les dames romaines.

Cobbet attribue notre supériorité sur les Anglais, dans la dernière guerre, à la vigueur plus grande de nos soldats (67). Nous pourrons la conserver, cette supériorité, en adoptant pour chaque sexe un mode d'éducation physique convenable ; et en cultivant *toutes* les facultés

---

(67) Il est vraiment plaisant d'entendre Cobbett ou tout autre vanter la supériorité des troupes américaines sur les troupes anglaises. Jamais les Anglais ne se sont trouvés en présence des Américains, soit en nombre à peu près égal, soit en combat singulier, sans les vaincre. Témoin l'attaque de Washington, où l'avant-garde de l'armée anglaise mit en déroute toutes les forces américaines, bien qu'elles fussent postées très-avantageusement pour la défense de leur capitale et quatre fois plus nombreuses que celles des assaillants. La marine américaine n'a jamais, même à forces égales, combattu avec avantage les flottes anglaises ; ce fait est suffisamment prouvé par les brillantes journées du Shannon et de Chesapeak.

R. M.

de l'homme, et non pas les facultés intellectuelles seules.

L'excitation de l'intelligence produit une
autre maladie encore plus fréquente et plus
funeste que l'aliénation mentale, je veux parler des affections organiques du cœur. D'après
mes propres observations et le relevé des cas
constatés dans les nouveaux journaux de médecine, cette maladie paraît s'accroître, avec
une effrayante rapidité. Le cœur étant un des
organes vitaux, il est essentiel pour la santé
qu'il soit dans l'état normal. Si nous songeons
à la puissante influence que les sensations
exercent sur cet organe, et aux changements
que la colère, la crainte, l'amour, la joie, l'a-
varice, l'ambition, l'envie, la vengeance et
toutes les passions qui agitent les sociétés civi-
lisée, occasionnent dans son action naturelle,
nous ne serons plus étonnés de l'accroissement
des maladies du cœur dans ces derniers temps.
Ces affections se multiplient d'une manière remarquable à l'époque des grandes commotions
politiques et morales. Corvisart dit qu'elles
ont été beaucoup plus fréquentes pendant les
horreurs de la révolution française que dans
le calme ordinaire de la vie sociale.

Testa, dans un ouvrage récent sur les mala-
ladies du cœur, établit le même fait, à l'occasion des troubles de l'Italie; cet auteur considère l'action puissante et irrégulière des passions comme la cause la plus fréquente, des
maladies de cet organe (68) .Quiconque réflé-

(68) La forte excitation de l'esprit, aussi bien que celle
des passions, peut affecter le cœur en imprimant à cet
organe une action irrégulière. Un jeune Anglais que je
connais particulièrement, avait fatigué son cerveau en
se livrant avec trop de zèle aux études relatives à sa profession ; il en résulta une action violente et irrégulière du
cœur, ce qui lui fit craindre, ainsi qu'à ses amis, une
maladie de cet organe. On lui défendit tout travail d'esprit et on lui recommanda de voyager. En conséquence,
il mit ses livres de côté, partit pour la Méditerranée, et
ne tarda pas à se rétablir entièrement. Les hommes vers
l'âge de dix-huit ans éprouvent un changement à peu
près semblable à celui qui survient chez les femmes un
peu avant cet âge. Pendant ce changement, le système
nerveux devient fortement irritable, ce qui produit dans
les sensations morales et physiques des diversités qui
s'accroissent extraordinairement par l'excitation des facultés intellectuelles. On voit fréquemment de jeunes
étudiants en médecine s'imaginer qu'ils ont un anévrisme
ou quelque autre maladie de cœur, surtout si les personnes chargées de les instruire appuient fortement sur
ces affections. Tel est spécialement le cas des jeunes

chit sur ces faits, doit sentir combien il importe de conserver l'esprit dans l'état de calme indispensable à la santé ; et ce calme, si nécessaire dans toutes les époques de la vie, l'est particulièrement dans l'enfance.

Il est bon de rappeler qu'en développant trop tôt les facultés intellectuelles, on éveille chez les enfants des penchants et des passions qui excitent trop vivement leurs jeunes cœurs encore tendres et délicats. « A Hofwyl, il s'est

gens qui se livrent à un travail difficile et assidu et chez lesquels la fatigue du cerveau occasionne les palpitations du cœur. Les jeunes femmes de quatorze à dix-sept ans sont très-sujettes à ressentir de pareilles sensations, notamment si leur esprit est excité soit par quelque travail d'imagination , soit par les premières sensations de l'amour, soit enfin qu'elles se livrent à des amusements qui font éprouver au système nerveux de fortes irritations. A ces époques particulières de la vie, tant chez les hommes que chez les femmes, le cerveau , loin d'être excité, devrait au contraire être maintenu dans un état parfait de repos et de tranquillité ; et organe étant naturellement prédisposé à une forte excitation, on doit plutôt réprimer qu'augmenter les impressions qu'il est dans le cas d'éprouver ; et il est facile de concevoir que l'action désordonnée du cœur, occasionnée par l'excitation du cerveau, peut affecter dangereusement cet important organe.

R. M.

13

présenté plusieurs circonstances où il a été indispensable de réprimer l'ardeur des élèves pour le travail, parce que les sensations trop vives qu'ils éprouvaient se manifestaient d'une manière alarmante (69). » Non-seulement les fortes émotions de l'esprit sont dangereuses dans le bas âge, mais il est aussi à craindre que celles qu'éprouve une mère n'exercent une funeste influence sur son enfant ; tel est l'avis de Corvisart , d'Esquirol et de plusieurs autres savants observateurs (70). Je dois cependant répéter ici ce que j'ai déjà dit ailleurs : que l'ex-

(69) Annales d'éducation , 1833.

(70) Ce fait paraît hors de doute. Si une mère pendant sa grossesse éprouve des sensations qui la chagrinent et l'irritent , son enfant est fort exposé à hériter des émotions qui l'auront affectée. Pinel rapporte que sur quatre-vingt-douze enfants qui naquirent après l'explosion de l'arsenal de Toulon en 1793 , huit furent atteints d'une espèce de crétinisme et moururent avant la fin de la cinquième année ; trente-trois traînèrent une existence misérable pendant neuf à dix mois ; soixante moururent en naissant , et six vinrent au monde ayant les os brisés en plusieurs endroits. Cette dernière circonstance doit avoir été produite par une contraction extraordinaire de l'utérus.

R. M.

citation puissante et continue de l'esprit chez les femmes de ce pays, jointe au peu de soin que l'on apporte à leur éducation physique, doit infailliblement avoir les conséquences les plus dangereuses. Ceux qui observent avec quelle assiduité la plupart des femmes fréquentent, pendant des semaines et des mois entiers, des réunions nombreuses qui se prolongent fort avant dans la nuit et dans lesquelles les plus fortes sensations sont éveillées, et qui sont témoins des émotions violentes que les femmes éprouvent, doivent craindre, s'ils connaissent l'effet que peut produire sur une organisation délicate l'excitation extraordinaire de l'esprit et une forte agitation dans les sensations, les funestes conséquences qui en résultent, non-seulement pour ces femmes elles-mêmes, mais encore pour la génération à venir. Je pense que ces remarques méritent d'être sérieusement prises en considération par tous ceux dont l'influence peut prolonger ou diminuer une pareille excitation.

SECTION VI.

Remarques sur l'éducation morale. Influence de l'exemple.

Les observations que j'ai faites sur le danger
de cultiver trop tôt les facultés intellectuelles
ne s'appliquent pas entièrement au développement des qualités morales, bien que , sous ce
dernier rapport, il soit nécessaire d'agir avec
prudence, car il serait dangereux d'exciter trop

fortement les sensations et les passions des enfants. En nous appliquant à faire naître et à cultiver les bonnes qualités morales et à réprimer les mauvaises, nous ne devons pas perdre de vue que non-seulement le cerveau est le siége de l'intelligence, mais aussi qu'il est l'agent par lequel les passions, les affections et toutes les qualités morales se manifestent. Je pourrai démontrer la vérité de cette assertion, de même que j'ai prouvé que le cerveau est l'organe matériel de l'esprit. L'aliénation mentale en fournit d'abondantes preuves. Cette maladie du cerveau affecte aussi fréquemment les facultés morales que les facultés intellectuelles. Certains aliénés se font remarquer par leur grande irascibilité, d'autres par leur orgueil, leur courage, leur animosité, etc., tandis que d'autres se montrent tendres, timides, irrésolus et mélancoliques. Le docteur Rush rapporte qu'une jeune dame qui avait été folle pendant un temps considérable, avait, durant cette maladie, conçu contre son père une haine violente qu'elle conserva même après qu'elle eut recouvré la raison sous tous les autres rapports; et l'on ne connut son entier rétablissement qu'au retour de sa tendresse filiale. Cet état de l'esprit provenait sans doute du dérangement de certaine partie du cerveau, soit parce qu'on avait négligé de développer toutes les parties de cet organe d'une manière convenable, soit parce que l'on n'avait pas fait attention aux symptômes précurseurs de la maladie; car l'aliénation mentale est ordinairement précédée de quelque léger dérangement dans les facultés intellectuelles ou dans les qualités morales. « Plusieurs aliénés, dit Esquirol, se sont fait remarquer dès leur enfance, par un orgueil excessif et par de fréquents accès de colère, de mélancolie, etc. » Ces diverses passions n'ayant été ni arrêtées ni affaiblies par le développement graduel des qualités opposées, l'action du cerveau devint plus irrégulière, et il en résulta ce que l'on appelle la folie.

Cependant, aux yeux de l'observateur éclairé, une aliénation partielle existait longtemps auparavant, bien que ce qui l'occasionnât fût simplement considéré comme une singularité. Mais cette singularité, ou comme quelques-uns l'appellent, cette perversité de disposition, provient de la prédominance de l'action de certaine partie du cerveau, et peut souvent se dissiper par les soins et l'attention.

Le grand point dans l'éducation morale serait

donc d'imprimer une action continue aux organes qui manifestent les bonnes qualités et d'en augmenter l'activité et la puissance. A cet effet, il est nécessaire d'étudier le caractère des enfants lorsqu'ils sont tout jeunes, et dès qu'on s'aperçoit de la prédominance de certaines qualités morales d'où naissent de mauvais traits de caractère, il faut développer et mettre en action les qualités opposées. Ainsi, lorsqu'un enfant se montre intéressé, on doit l'accoutumer à exercer la bienfaisance. Il est certain que de cette manière les plus belles qualités morales peuvent être cultivées et rendues prédominantes, de même que l'on peut augmenter la mémoire en l'exerçant (71).

Ce n'est cependant point par des préceptes seuls que l'on peut produire de pareils effets. On doit encore diriger les enfants dans la pratique des vertus qu'ils sont appelés à posséder un jour, et cette pratique leur fera contracter de bonnes habitudes. Si les parents étaient bien convaincus qu'il est aussi essentiel d'élever leurs enfants dans la pratique des vertus qu'ils doivent avoir, que de cultiver leur esprit, s'ils

(71) Voison.

apportaient tous leurs soins à développer et à diriger convenablement leurs affections et leurs passions, et s'ils prenaient autant de peine à former le cœur de ces jeunes créatures qu'ils en prennent pour hâter les progrès de leurs connaissances, nous verrions bientôt un grand et favorable changement dans les dispositions et la conduite des hommes. Mais actuellement, dans un grand nombre de familles, les plus grands éloges ne sont pas donnés aux enfants qui sont uniquement doués d'un bon naturel, mais bien à ceux qui ont l'esprit le plus actif et le plus précoce (72). Dans les écoles, l'éloge et

(72) Combien ne voit-on point de parents donner à leurs enfants les exemples les plus pernicieux en toutes choses, et leur laisser tous les moyens de se pervertir, tandis qu'ils se montrent de la dernière rigidité pour les forcer à des études qui les préparent à une position sociale vers laquelle se dirige toute leur ambition, et cela avant que leurs enfants soient capables de sentir cette ambition. Pour de telles personnes, l'esprit de la petite créature qu'elles forment dans la vue de la disposer à remplir dans le monde un emploi honorable, excite uniquement leur sollicitude, parce que s'ils négligeaient de le cultiver, l'objet de leur prédilection ne pourrait parvenir aux dignités qu'ils convoitent pour lui. Et s'il pouvait devenir riche et puissant sans posséder un ami, à peine songeraient-elles qu'il

le blâme, les récompenses et les punitions qui accompagnent la culture prématurée de l'esprit, ne peuvent, par l'effet d'une distribution mal calculée, qu'exciter la rivalité, l'envie et la haine. Dans le jeune âge, l'éducation morale est sacrifiée à la culture des facultés intellectuelles, et ce qui résulte d'une éducation morale vicieuse ou négligée, est considéré comme la faute de la nature elle-même; comme si l'on pouvait accuser la nature !

L'exemple, dans l'éducation des enfants, est aussi d'une grande utilité, à cause de leur disposition naturelle à l'imitation. Les parents et

serait alors un être moins noble que maintenant. Dans ce qu'elles appellent éducation , ces personnes n'ont jamais pensé que les vertus puissent être considérées comme étant d'une haute importance ; et elles seraient grandement surprises si on leur disait que la chose la plus essentielle, et celle à laquelle elles doivent d'abord s'attacher dans l'éducation de l'être moral que le ciel a confié à leurs soins , c'est de réformer ses vices et de purifier son cœur, en y faisant germer de meilleures dispositions ; que sans cet amendement préliminaire, le développement de son intelligence, loin d'être favorable à celui dont elles s'occupent, devient pour lui une source de beaucoup de maux. Philosophie de Brown , vol. 2.

les instituteurs ne font pas une attention suffisante à l'influence d'un penchant aussi fort.
Dugald Stewart, qui a traité ce sujet d'une manière très-remarquable , a démontré combien
l'exemple est important dans l'éducation de
l'enfance (73). C'est par l'imitation que les enfants acquièrent les qualités de l'esprit et du

(73) Voyez dans les Éléments de philosophie de l'Esprit
humain, par Dugald, vol. 5, où cet auteur traite du
principe de l'imitation sympathique ; tout ce chapitre est
digne de fixer l'attention. Après avoir démontré les
effets importants que ce principe exerce sur notre constitution , il ajoute : « La réflexion que met Shakespeare
dans la bouche de Falstaff au sujet du juge Shallow et
de ses assistants et dont parle sir John avec toute la pré-
cision d'un observateur philosophe et toute la dignité
d'un moraliste , peut s'appliquer aux positions les plus
sérieuses de la vie. Il est surprenant de voir l'accord
parfait qui existe entre les idées de ce juge et celles de
ses subordonnés ; ceux-ci pensent qu'en l'observant ils
pourront devenir des juges ; tandis que lui , en conver-
sant avec eux , devient assistant de juge. Leurs esprits
dans cette association , se rapprochent et s'identifient à
tel point qu'ils s'assemblent de concert comme une troupe
d'oies sauvages. Il est de fait que les bonnes et les mauvaises impressions se communiquent, de même que les
maladies ; que les hommes prennent donc égard aux sociétés qu'ils fréquentent. »

cœur, ainsi que tout ce qui contribue à leur donner de la grâce et à former leur caractère. Tout le monde sait « que l'imitation de quelque trait caractéristique, soit dans la contenance, soit dans les gestes, tend à exciter à un certain degré dans nos esprits l'idée de faire la même chose (74). » Et si nous considérons combien les enfants ont de disposition à imiter, nous sentirons combien il est important de ne manifester habituellement, soit dans nos manières, soit dans nos actions, que des sentiment conformes à ceux que nous désirons leur inculquer. Les parents dont les dispositions sont chagrines et maussades les communiquent infailliblement à leurs enfants. D'après ces observations, ceux qui se livrent à l'éducation de la jeunesse ne peuvent manquer de reconnaître l'importance des exemples qu'ils lui donnent ; ils songeront aussi que les choses qu'ils enseignent aux enfants par les préceptes portent bien peu de fruits, comparativement à ce qu'ils leur apprennent par leurs exemples. Et s'ils désirent que les jeunes élèves confiés à leurs soins se montrent mo-

____

(74) Stewart.

destes et bienveillants, ils doivent eux-mêmes cultiver ces vertus et surtout éviter qu'il n'existe aucune contradiction entre les opinions qu'ils émettent sur l'importance de ces dispositions et leur conduite habituelle.

SECTION VII.

La culture de l'esprit en temps opportun, loin d'être nuisible, est utile à la santé.

Ce principe est évident d'abord en théorie.
Pour que la santé se conserve dans un état sa-
tisfaisant, il est essentiel non-seulement de bien
développer les organes physiques, mais aussi
de les exercer constamment. Nous savons que,
si les muscles du corps ne sont pas exercés, ils

14

cessent de croître, se raccourcisssent même et perdent leur puissance, leur énergie et leur activité. Il en est de même du cerveau ainsi que de tout autre organe du corps. Le cerveau diminue de volume lorsque l'on n'en exerce pas les fonctions. C'est pourquoi les idiots ont ordinairement cet organe atrophié (75). Lorsque par le manque d'exercice convenable, un organe diminue, le système entier souffre et alors la santé se détériore. Je ne puis douter que sous ce point de vue l'exercice des facultés intellectuelles ne tende à procurer et à entretenir une bonne santé.

Plusieurs faits viennent aussi à l'appui de ce principe. « Les hommes de lettres, dit M. Brunaud, dans son hygiène des gens de lettres, ont ordinairement vécu longtemps dans tous les pays. Parmi les savants qui ont vécu plus de soixante-dix ans, on compte les hommes les plus distingués qui aient jamais existé (76). Sur 152 savants, pris au hasard, dont la moitié dans l'académie des belles-lettres et l'autre moitié dans l'Académie des sciences, on trouva que la

(75) Anatomie pathologique d'Andral.
(76) Voyez la table à la fin du volume.

somme de leur âge est de 10,511 ans, ou
environ soixante-neuf ans chacun. Un grand
nombre de savants qui vivent encore sont très-
âgés (77).

L'accroissement général des connaissances
et de la civilisation a puissamment contribué à
l'amélioration de la santé et à la prolongation
de la vie humaine. La découverte de la vac-
cine, par Jenner, de la lampe de sûreté, par sir
H. Davy, ainsi que d'autres découvertes scien-
tifiques, sauvent indubitablement la vie à des
milliers d'individus par année. C'est au progrès
des lumières que l'on doit de nos jours tant
d'hôpitaux et d'établissements de charité pour
les maladies, l'enfance et la vieillesse, ce qui
contribue à conserver et à prolonger l'existence. La marche de l'esprit a aussi fait dispa-

(77) L'acte qui déclare l'indépendance de l'Amérique
fut signé par cinquante-six délégués, dont trente-cinq
des États du Nord et vingt-un des États du Sud. Un seul
existe encore, et deux sont morts par suite d'accident.
Le nombre d'années que vécurent ces délégués, excepté
les deux ci-dessus mentionnés, est de 5609, ou 66 ans
9 mois chacun. Ceux des États du Nord vécurent environ soixante-dix ans et demi, et ceux des États du Sud,
un peu moins de soixante ans.

raître une foule de superstitions qui, jadis, occasionnaient la destruction d'une immense quantité de personnes (78).

La culture de l'intelligence a contribué à la conservation de la vie humaine en soumettant les sens au pouvoir de la raison. Aussi, trouvons-nous que les habitants des pays civilisés vivent beaucoup plus longtemps que ceux des contrées barbares. Les sauvages sont pour l'ordinaire plus faibles que les peuples civilisés. Le père Faque, qui a longtemps vécu parmi eux, dit qu'il y a rarement vu des vieillards. Raynal affirme la même chose des sauvages du Canada. Cook et La Peyrouse en disent autant de ceux des côtes du Nord-Ouest de l'Amérique ; Mungo Park, des Nègres, et Bruce, des Abyssiniens (79).

Dans tous les pays, la mortalité a diminué en proportion des progrès de la civilisation,

(78) On a calculé que dans le cours d'un siècle 100,000 individus périrent en Allemagne victimes de la sorcellerie, 30,000 en Angleterre et beaucoup plus en Écosse. Ce fut au progrès des lumières que l'on dut l'anéantissement des idées superstitieuses. Voyez Scott et autres sur la Sorcellerie.

(79) Revue étrangère.

tandis qu'elle est beaucoup plus grande dans les régions où les habitants sont plus près de l'état sauvage. A Genève, on a conservé les tables de mortalité depuis 1560. Elles constatent que dans le dix-septième siècle la probabilité de la vie était d'environ onze ans et demi; dans le dix-huitième siècle, elle augmente jusqu'à environ vingt-sept ans. Ainsi, dans l'espace de trois cents ans à peu près, la chance de longévité pour un citoyen de Genève, au moment de sa naissance, était devenue cinq fois plus probable. En un siècle, le terme moyen de la vie se porta à dix-huit ans; pendant le siècle suivant il s'éleva à vingt-trois; et finalement, dans le siècle courant, de 1815 à 1826, il s'est monté à trente-six ans (80). » Le terme moyen de la vie d'un citoyen de Rome, depuis Servius Tullius jusqu'à Justinien, était de trente ans; suivant M. Finlaison, la proportion de vie pour les classes aisées d'Angleterre est de 1 sur 50, et pour la masse entière de la population, de 1 sur 45 (81).

(80) Éléments de Statistique médicale, par F. Bisset Hawkins, M. D. Londres, 1829.

(81) Ceci paraît être une erreur; M. Finlaison, dans un

En Angleterre, l'air est plus sain que dans les autres contrées de l'Europe (82). Dans toute l'Angleterre et dans le pays de Galles, la mortalité a été, pendant les dernières années, de 1 sur 60; mais, en 1810, elle a été de 1 sur 50; en 1800, elle avait été de 1 sur 47, et en 1780 la proportion des morts avait été de 1 sur 40 (83). A Londres, la mortalité, dans le milieu du siècle dernier, a été de 1 sur 20, et elle est

rapport qu'il a fait dernièrement au sein d'un comité choisi parmi les membres de la chambre des communes, démontra que l'on ne peut en Angleterre tirer aucune conséquence des registres mortuaires, attendu qu'ils sont tenus très-imparfaitement; d'après ce qu'il établit, il est évident que la mortalité est plus considérable qu'on ne se l'imagine. Il est porté à croire qu'en Angleterre la mortalité est de 1 sur 36 1/2, et qu'elle est la même dans la ville d'Ostende, où l'air est aussi sain qu'en Angleterre.

R. M.

(82) Ceci n'est pas exact, attendu qu'il y a de fortes raisons pour croire qu'en Écosse il existe plus de chance pour la prolongation de la vie. D'après une excellente statistique faite en France, le nombre des morts dans la proportion de cent, est moindre en Écosse et en Islande que dans aucune autre contrée de l'Europe.

R. M.

(83) Dans le comté de Pembroke et à Anglesey, il meurt

à présent de 1 sur 40 ; à Glascow de 1 sur 44 (84).
Dans la première moitié du dix-huitième siècle,
la proportion des morts avec les naissances
était, à Londres, de 3 à 2 ; mais depuis 1800 ,

par an 1 individu sur 83 , et c'est la plus basse proportion de mortalité que l'on connaisse en Europe. Il n'y a
peut-être pas aux États-Unis de section où la mortalité
soit moindre. Dans plusieurs villes situées sur la rivière
de Connecticut, dans l'état de Massachusetts, le calcul
de la mortalité pour les quinze dernières années est de
1 sur 81. L'air dans nos grandes cités n'est pas plus sain
que dans les plus grandes villes d'Angleterre. A Philadelphie , la mortalité pour les dix dernières années a été
annuellement de 1 sur 38-85, mais pendant les quatorze
années précédentes la mortalité n'avait été que de 1 sur
47-86 de la \population. Voyez les Statistiques médicales
d'Emerson , journal américain des sciences médicales ,
1831, (on ne peut avoir une bien grande confiance dans
ce qui est mentionné dans cette note , relativement
à la salubrité de divers endroits). « Dans ce pays , dit
M. Finlaison , il est positivement établi , même dans le
parlement , que la mortalité est en plusieurs contrées
seulement de 1 sur 65, ou de 8 sur 520 , ce qui est ma-
nifestement impossible ; car s'il n'y avait , dans l'espace
d'un an, qu'une personne de morte sur 65 individus , la
durée moyenne de la vie d'un enfant nouveau né serait
de 64 1/2 , et la vie serait d'environ 150 ans ; tandis que
la durée de la vie en Angleterre n'excède guère 56 ans.

R. M.

(84) Hawkins. — Hawkins estime trop bas la mortalité

le nombre des morts est moindre que celui des naissances, comme de 12 à 15. Dans d'autres contrées et d'autres villes d'Europe la mortalité a aussi diminué. En France, le nombre des morts, en 1780, était de 1 sur 30 ; il n'a été que de un sur 40 (un quart moins fort), pendant les huit années qui ont précédé 1824. D'après le recensement de la population, en 1817, il paraît que la différence entre les morts et les naissances a été de 200,000 en faveur de ces dernières pendant les huit années suivantes (85).

Ce décroissement de mortalité doit, sans aucun doute être attribué en grand partie à l'aisance répandue dans toutes les classes en général, qui maintenant jouissent plus qu'auparavant des choses nécessaires à la vie. Mais, autant que

à Glascow. Le docteur Cleland, un des hommes les plus capables en statistique, et qui, durant plusieurs années, a complété les tables de population et les états de mortalité de cette ville, avec un soin tout particulier, estimait qu'en 1821 la mortalité était de 39,89/100, et en 1831, de 39 4/100.

R. M.

(85) Discours sur les améliorations progressives de la santé publique par l'influence de la civilisation, par F. Berard.

je puis le comprendre , elle est dûe aussi au progrès des sciences, à l'abandon des habitudes vicieuses, et à la prédominance que l'éducation a donnée à l'homme raisonnable sur l'homme sensuel.

Malgré l'attachement que les nations civilisées manifestent pour les plaisirs des sens, l'histoire nous démontre qu'il était jadis plus fort et plus général et qu'il a diminué en proportion des progrès de la civilisation. Si l'on veut en acquérir la preuve, que l'on fasse attention au penchant que les anciens témoignaient pour toutes les choses sensuelles et vicieuses, et l'on trouvera qu'il était beaucoup plus grand qu'à présent et qu'il contribuait puissamment à la détérioration de la santé. Prenez le vice de l'ivrognerie, qui, comme chacun le sait, a détruit une quantité innombrable d'individus, et l'histoire vous apprendra que, plus les hommes et les nations se sont éclairés, plus ce vice leur est devenu odieux. Les sauvages sont généralement adonnés à l'ivresse , et la regardent comme un état de félicité; aussi pour un peu de rhum donneraient-ils tout ce qu'ils possèdent.

Les anciens Grecs adoraient Bacchus comme dieu du vin; dans leur vieux Sylène , nous voyons l'image de l'ivresse, et plusieurs de leurs statues nous représentent ce vice. Pendant un temps l'intempérance fut portée en Grèce à un tel degré, et causa tant de maux, que l'on fit des règlements qui punissaient de mort ceux qui s'enivraient. Lycurgue détruisit toutes les vignes de la Laconie et faisait enivrer des esclaves qu'il exposait ensuite à la vue du peuple pour détourner la jeunesse de l'ivrognerie. Les Romains possédaient plus de deux cents espèces de liqueurs enivrantes dont ils faisaient un usage fréquent et abusif. Les anciens Germains et les premiers habitants de toutes les contrées du Nord se livraient avec ardeur à l'intempérance et durant plusieurs siècles, loin de songer aux fâcheux résultats que produit l'excès des liqueurs fortes, ils mettaient tout en œuvre pour s'en procurer; ils se répandirent partout comme des bêtes fauves et envahirent même l'Italie, afin d'en obtenir par la force.

A l'époque de la renaissance des lettres, après les siècles d'ignorance et de barbarie, on s'adonnait généralement aux excès qu'entraînent l'ivresse et l'intempérance; mais à mesure que les hommes devinrent plus éclairés, ils employèrent toutes sortes de moyens pour dé-

raciner ces vices. Une chose digne de remarque, c'est que dans les quinzième et seizième
siècles les hommes les plus instruits et les plus
influents formèrent des sociétés de tempérance
dans le but d'arrêter les excès de l'ivresse. L'une
s'appelait la *Société de Saint-Christophe;* plusieurs conservèrent le nom de société de tempérance, et les membres qui composaient l'une
d'entre elles, lui donnèrent le nom de *Compa-
gnie d'or.* Ces associations produisirent les plus
heureux résultats: elles contribuèrent à l'accroissement de l'industrie, à l'amélioration des
mœurs, et à l'établissement du bon ordre.

Quant à ce qui concerne l'intempérance en
Angleterre, si nous nous reportons seulement
au siècle dernier, nous trouverons qu'elle était
à cette époque beaucoup plus générale qu'à
présent. Il y a environ cent ans on ne voyait
à Londres aucune boutique où l'on ne vendît
des liqueurs enivrantes. Les médecins de cette
ville présentèrent alors au parlement des rapports qui constataient que le nombre des victimes de l'intempérance était très-considérable,
et, peu de temps après, le nombre des cabarets
fut limité par une loi. Les Français, autrefois,
s'adonnaient aussi très-fréquemment à l'ivres-

se (86) ; on rendit les ordonnances les plus
sévères et plusieurs moyens furent successivement mis en usage pour réprimer cette habitude ; on arrachait les vignes, on fouettait ceux
qui s'enivraient, on leur coupait les oreilles ;
cependant tout cela fut bien faible pour arrêter le mal. Le siècle de Louis XIV, en faisant
naître le goût des plaisirs délicats de l'esprit, fit plus pour déraciner l'intempérance
que toutes les ordonnances rendues auparavant (87).

(86) Ce fait réfute suffisamment l'idée absurde répandue parmi beaucoup de gens , que la sobriété des Français, de même que l'intempérance des Anglais, est dûe au
climat. La température de la France était, avant le siècle
de Louis XIV, certainement ce qu'elle est à présent , et
cependant les Français sont beaucoup plus sobres maintenant qu'ils ne l'étaient alors. Le goût que les Anglais
manifestent aujourd'hui pour tous les amusements élé-
gants et délicats, fait présumer que bientôt ils devien-
dront aussi sobres que les Français.

R. M.

(87) Pour mieux prouver au lecteur la vérité de ces
assertions relativement à l'intempérance, nous le ren-
voyons aux récits des voyageurs qui ont parcouru l'Inde,
et l'Afrique , etc. , ainsi qu'aux anciens historiens tels
que Diodore, César, Tacite , Pline , Plutarque et autres.
Voyez aussi l'article Ivrognerie dans le Dictionnaire des

C'est donc à l'influence produite par un goût décidé pour tout ce qui tend à développer l'intelligence, que nous devons la répression de notre penchant à la sensualité. En effet, le développement successif des facultés mentales et l'amour toujours croissant pour les amusements de l'esprit ont rendu les habitants de ce pays capables d'opérer une réforme salutaire dans l'usage des boissons enivrantes. Il est de fait que les sociétés de tempérance ont fait beaucoup de bien; mais elles-mêmes ont dû leur existence au goût que l'on a plus généralement manifesté pour les sciences, et il est certain que ces associations n'auraient pu se soutenir depuis trente ans, si la population eût été moins intelligente.

L'amour de tout ce qui peut récréer et intéresser l'esprit est d'une telle importance pour une nation, que l'on ne saurait accorder trop d'encouragement à ceux qui s'efforcent de le faire naître. Mme de Staël a dit que, du moment où les plaisirs d'un peuple sont non-seulement innocents, mais utiles, il est prêt d'atteindre à

Sciences médicales, duquel j'ai tiré les faits que je viens de citer.

toute la perfection dont il est capable ; nous savons aussi, que souvent, de la nature des amusements auxquels les jeunes gens se livrent, dépend leur destinée future dans la vie. Il est donc indispensable d'apporter une sérieuse attention à ce que la jeunesse retire de ses amusements le plus grand avantage possible. Par la lecture d'ouvrages intéressants, par des conversations agréables et instructives, des associations littéraires, des lycées parfaitement dirigés, on détournerait les jeunes gens de leurs habitudes sensuelles et on les porterait à préférer l'étude des sciences au plaisir de satisfaire leurs goûts désordonnés. Je suis convaincu que la culture de l'intelligence, à une époque favorable de la vie, doit contribuer à fortifier la santé, non-seulement parce qu'elle exerce l'un des organes les plus importants du corps, mais aussi parce qu'elle assure le règne de la raison et de la conscience. Jusqu'à ce jour, une infinité de gens ont réglé leur conduite plutôt sur leurs passions et leurs goûts dépravés que d'après les idées de droiture et de justice ; mais la culture des facultés mentales donnera aux hommes une force morale qui diminuera l'influence de leurs inclinations sensuelles.

Pour que les hommes puissent acquérir cette force, il n'est ni nécessaire, ni convenable de commencer dès l'enfance à développer l'esprit, ce qui fatiguerait les facultés intellectuelles, et nuirait au développement des facultés physiques.

En effet, il est déplorable de voir à quel pénible travail on soumet durant plusieurs années l'esprit d'enfants faibles et délicats pour développer leurs facultés mentales, tandis que par la suite on néglige la plupart du temps de s'occuper des progrès qu'ils seraient dans le cas de faire. On voit fréquemment ceux qui dans leur bas âge se sont presque entièrement adonnés à l'étude, passer ensuite des semaines et des mois sans songer à se perfectionner par la lecture et la réflexion. Ils ne travaillent point pour acquérir cette éducation que l'on peut se donner à soi-même, et qui est, sans contredit, la meilleure de toutes, et que chacun peut maintenant acquérir aisément à l'aide des livres. Certainement on ne peut méconnaître l'utilité des professeurs, mais nos jeunes gens voient trop loin en s'imaginant ne jamais pouvoir apprendre quelque chose sans leur secours. Il est certain que la publication d'ouvrages dont le but est d'instruire la jeunesse en l'amusant, est ce que nous considérons aujourd'hui comme devant produire les meilleurs résultats.

L'histoire des hommes les plus distingués nous apprend que ce n'est pas seulement à l'éducation qu'ils ont reçue dans les écoles, mais bien à celle qu'ils ont acquise eux-mêmes par la suite, qu'ils doivent le développement de leurs grandes puissances intellectuelles. D'après ces nombreux exemples, nous avons lieu d'être surpris de la négligence que l'on apporte à acquérir des connaissances qui ne peuvent que perfectionner l'éducation primitive des écoles. Un écrivain moderne (88), d'un talent supérieur, a traité ce sujet dans ses remarques sur *Le génie de sir Walter Scott.*

Elle dit en parlant de la première éducation de ce fameux romancier : ce garçon court dans les champs quand il devrait apprendre sa grammaire latine, lit des romans au lieu d'aller au collége, et guette le saumon plutôt que de s'appliquer à perfectionner une péroraison. Cependant, ce genre de vie sauvage a produit un homme doué d'un esprit supérieur et de

(88) Harriet Martineau.

qualités rares, qui s'est acquis une grande célébrité, et dont les immenses travaux font encore chaque jour les délices de la société; il
avait une profonde érudition et n'en était re-
devable ni aux écoles ni aux études philosophi-
ques. Robuste comme un laboureur, capable
de marcher longtemps comme un porte-faix,
industrieux comme un mécanicien, il joignait
à tous ces avantages une intrépidité égale à
celle du héros le plus brave de ses immortels
ouvrages. Ceci doit suffire pour nous déterminer à rechercher non pas si l'instruction et les
écoles sont de bonnes choses, mais si les connaissances ordinairement regardées comme les
plus essentielles, et les écoles qu'on regarde
comme indispensables, le sont en effet.

Je souhaite ardemment que les opinions que
je viens d'émettre relativement à la culture de
l'intelligence, et qui toutes ont pour but de réprimer ce désir immodéré d'acquérir des connaissances dans les livres et les écoles, pendant
l'enfance et l'adolescence, puissent engager
ceux qui sont parvenus à un âge raisonnable, et qui jouissent d'une bonne santé, à s'appliquer avec ardeur à tout ce qui tend à développer et à perfectionner leurs facultés men-

15.

tales; et lors même que leur éducation première aurait été négligée ils devraient être encouragés à s'instruire eux-mêmes, en songeant que les hommes de lettres les plus célèbres n'étaient dans leur enfance que des sujets fort médiocres. Cela peut particulièrement s'appliquer aux grands hommes qui ont existé et à ceux qui existent encore dans ce pays.

Le goût de la lecture est sans aucun doute une des choses les plus utiles et les plus désirables pour nous. C'est, comme dit Montesquieu, un remède infaillible pour tous les maux de la vie. Notre illustre Jefferson dit aussi que, sans les livres, on n'attacherait que fort peu de prix à l'existence. Nous devons donc nous appliquer à cultiver en nous cet heureux penchant, et le faire naître s'il se peut chez les autres (89).

(89) Depuis que j'ai écrit ces observations, j'ai lu les remarques suivantes relatives au même sujet, dans un sermon du révérend Robert Hall, *sur l'utilité de l'éducation pour le peuple :* — Les connaissances, en multipliant les ressources de l'esprit, ont l'immense avantage de donner de la force au caractère et en quelque sorte celui de corriger et de faire surmonter le goût des choses sensuelles. L'homme pauvre qui aime la lecture, et qui est à même de satisfaire ce penchant, peut s'oc-

cuper chez lui , et par conséquent n'est point obligé pour passer le temps de fréquenter les lieux publics. Il ne se trouve embarrassé dans aucun événement de la vie , et s'accoutume aisément à sa position , dans quelque pays que le sort l'ait placé. Quiconque a le goût des livres, sera toujours sensé et réfléchi ; en faisant naître chez l'indigent l'habitude de penser , vous lui rendez un plus grand service que si vous lui donniez une forte somme d'argent , puisque vous le mettez en possession du principe de toute prospérité légitime. Je suis convaincu que l'extrême nonchalance , l'imprévoyance et la misère que l'on voit si fréquemment dans beaucoup de pays chez les gens du peuple , doivent être principalement attribuées au défaut d'éducation.

Le travail d'esprit produit souvent la dyspepsie chez les hommes de lettres. L'irritation du cerveau , cause la plus fréquente de cette maladie.

Les nombreux traités qui dans ces derniers temps ont été publiés sur la dyspepsie, attestent combien cette maladie est générale et quel accroissement elle prend chaque jour. Je ne doute pas que plusieurs de ces traités n'aient fait beaucoup de bien; quelques personnes affectées de dyspepsie, ont été, le fait est très-certain, soulagées par des choses indiquées dans les livres; cependant je n'ai vu sur cette matière aucun ouvrage dont l'auteur ait indiqué les véritables causes qui, suivant mes observations, occasionnent le plus fréquemment cette maladie chez les gens de lettres, de sorte que les remèdes les plus propres à la guérir ne s'y trouvent point. Depuis un grand nombre d'années, on a considéré la dyspepsie non-seulement comme une maladie de l'estomac, mais comme une débilitation de cet organe; et pour guérir cette affection l'on a prescrit l'usage des remèdes amers, des toniques et des stimulants.

Mais les disciples d'une nouvelle école en médecine, qui fondent leurs opinions sur la pathologie, nous enseignent une doctrine toute différente. Comme ils prétendent que cette maladie n'est autre chose que l'inflammation des organes digestifs, ils prescrivent la diète et la saignée.

Il y a sans aucun doute des cas où les toniques et les stimulants sont convenables et utiles, tandis que dans d'autres l'emploi en serait très-nuisible, et qu'alors on devrait faire usage d'un mode de traitement tout à fait opposé. Mon opinion à cet égard est en faveur de la nouvelle école, parce que je considère son traitement comme étant le meilleur, et qu'il me semble qu'il y a plus de cas de dyspepsie qui exigent que l'on observe une diète qui adoucit et tempère le mal, qu'il n'y en a où les amers, les toniques et les stimulants doivent être employés.

Ces deux modes de traitement sont cependant fondés sur une opinion que je considère comme erronée, quant à ce qui regarde l'origine ainsi que la cause la plus fréquente de cette maladie. La dyspepsie est considérée généralement comme une maladie qui affecte principalement l'estomac, mais je pense que dans la plupart des cas, notamment chez les étudiants, elle affecte particulièrement le cerveau et le système nerveux, et s'aggrave par l'irritation des facultés intellectuelles (90).

(90) Le meilleur ouvrage qui jamais ait été écrit sur la digestion, est celui du docteur Combe. Il jette une grande lumière sur cette importante question, et on le regarde sous tous les rapports comme une production fort précieuse.

R. M.

Je vais maintenant indiquer les raisons sur lesquelles j'ai fondé mon opinion, indépendamment de ma propre expérience :

1° Un coup ou toute autre blessure à la tête, ou même une tumeur au cerveau, occasionne fréquemment une maladie ou une irritation d'estomac et tous les symptômes de la dyspepsie ;

2° La dyspepsie, dit M. Parry, peut être produite par une affection mentale, et un grand nombre d'observateurs pensent comme lui à cet égard. Qui n'a pas ressenti l'effet que produisent les mauvaises nouvelles ou l'agitation d'esprit, qui font perdre l'appétit, dérangent la digestion et occasionnent ainsi la dyspepsie pour quelque temps (91)?

3° L'aliénation mentale, ou maladie du cerveau, est souvent précédée de symptômes de

(91) J'ai éprouvé d'une manière très-remarquable la vérité de cette assertion. Un jour, au moment où j'allais me mettre à table pour dîner, avec un appétit aiguisé par un exercice violent, je reçus une lettre qui m'annonçait la mort d'un ami auquel j'étais fortement attaché. Cette douloureuse nouvelle m'ôta aussitôt l'appétit, et je ne le recouvrai que deux ou trois jours après.

R. M.

dyspepsie ; et les mêmes symptômes marquent fréquemment la cessation du dérangement de l'esprit.

Pendant le paroxysme ou la durée de la folie, le cerveau seul paraît affecté, mais dans d'autres moments, lorsque cet organe est guéri, l'estomac est malade. Broussais et plusieurs autres prétendent qu'en pareils cas, c'est le dérangement d'estomac qui se fait d'abord sentir, puis l'inflammation de cet organe devient chronique, et cet état, en se prolongeant, occasionne l'excitation du cerveau et l'aliénation mentale. Ce savant observateur (Broussais) dit aussi que la folie est précédée d'une longue hypocondrie et de plusieurs autres affections nerveuses, qui proviennent, je le suppose, de la maladie du cerveau et non du dérangement de l'estomac, comme il l'affirme. Il attribue les cas de mélancolie à la nostalgie, à un amour contrarié, à une perte de fortune, à l'orgueil humilié, et ce ne serait qu'après une longue maladie d'estomac que l'aliénation mentale se manifesterait. Il suppose qu'en pareil cas la folie provient de ce que le dérangement de l'estomac éprouve une violente réaction ; mais il me paraît plus rationnel de supposer que l'irritation cérébrale produite par une cause morale, occasionne non-seulement le dérangement des organes digestifs, mais augmente en se prolongeant la maladie du cerveau, au point de donner lieu au dérangement de l'esprit ; c'est ainsi que nous voyons un coup à la tête produire d'abord une maladie de l'estomac, et des vomisments, et ensuite occasionner un violent délire. Il résulte évidemment des cas mentionnés par Broussais qu'une légère irritation du cerveau, produite par une affection mentale ou par d'autres causes, occasionne une maladie d'estomac, et donne lieu aux symptômes ordinaires de la dyspepsie (92).

(1) Broussais, De l'Irritation et de la Folie. — J'ai souvent ordonné, dans les cas de dyspepsie, l'application des sangsues à la tête, lorsque la maladie provient d'une irritation cérébrale; ce traitement procure d'ordinaire un prompt soulagement. J'ai observé un cas très-récent, où l'on a, durant plusieurs mois, vainement essayé les purgatifs, parce que le sang refluait avec une extrême violence vers l'estomac, qui alors se ressentait de l'excitation cérébrale. Dans ces sortes de cas, on reconnaîtra toujours que les personnes affectées éprouvent quelque chagrin, ou se livrent à des études trop assidues.

R. N.

16

M. Abernethy rapporte des cas à peu près semblables; mais ses opinions relativement à la grande influence de l'estomac sur l'économie animale lui ont fait perdre de vue celle qu'exercent les autres organes. Cependant il dit : « Il n'est point de maladie du cerveau qui n'affecte les organes digestifs; » puis il ajoute : « si ces organes ne reçoivent point les secours convenables, le malade tombera dans un état complet d'hypocondrie, ce qui me donne la certitude que le rétablissement des fonctions du cerveau dépend principalement de celui des organes digestifs (93). Qu'il soit important de soigner les organes de l'estomac ou de toute autre partie du corps dans les maladies cérébrales, je n'en fais aucun doute; mais je ne crois pas que ce soit aussi nécessaire que de secourir l'organe affecté. Il n'est point de règle plus essentielle pour le traitement d'une maladie que celle qui prescrit de laisser reposer l'organe malade. Ainsi, lorsque le cerveau souffre par suite d'un coup, ou qu'il est irrité par la maladie, ou excité par la passion ou le cha-

(93) Leçons d'Anatomie, de Chirurgie et de Pathologie, vol. 2.

grin, il est indispensable de lui donner du repos; j'ai déjà démontré, dans la première partie de cet ouvrage, combien le repos de l'esprit est nécessaire à la guérison des blessures à la tête, et qu'il est également essentiel, lorsque le cerveau est dans un état d'irritation occasionnée par des études trop assidues, ou par une passion violente; et j'ai tout lieu de croire que, si l'on apportait moins de négligence à suivre cette méthode, les maladies de nerfs ou des organes qui exercent une influence directe sur le cerveau seraient infiniment moins nombreuses.

Je doute beaucoup que le mal de tête provienne aussi souvent du dérangement de l'estomac que de l'irritation du cerveau; car j'ai fréquemment remarqué que cette indisposition avait pour cause l'abus que l'on faisait, le soir, de nourritures et de boissons stimulantes; mais j'ai observé aussi, qu'en pareils cas, il est facile de la prévenir en exposant la tête à la fraîcheur de l'air.

Le docteur James Johnson dit que M. Weeks, de la Jamaïque, avait soin lorsqu'il était ivre de se mettre la tête dans l'eau froide pour dormir, afin de prévenir le mal de tête; et c'est un usage très-fréquent dans l'Inde et dans plusieurs autres pays, lorsque l'on a bu une forte quantité d'eau-de-vie, de dormir la tête appuyée sur un oreiller humide, afin de ne point éprouver de maux de tête. J'ai vu cette méthode employée en de semblables occasions produire le même effet. Mais si la douleur de tête est causée par une indigestion, quel soulagement peut-on obtenir en se tenant la tête humide ? Je conçois, il est vrai, que pendant le sommeil l'action toujours croissante des vaisseaux sanguins, produite par une nourriture et des liqueurs stimulantes, porte une quantité prodigieuse de sang au cerveau, et y cause une irritation qui occasionne le mal de tête, ainsi qu'un malaise et un dérangement d'estomac ; mais j'ai aussi remarqué que ce mal affecte le plus fréquemment ceux dont les nerfs sont délicats et faciles à exciter ; qu'il est souvent causé par le chagrin et par une forte inquiétude d'esprit, et qu'il est difficile de le faire passer si l'on ne demeure en repos et si l'on n'observe une longue diète.

4° L'autopsie des cadavres de ceux qui sont morts après avoir manifesté longtemps des symptômes de dyspepsie, prouve, suivant

moi, que cette maladie est souvent une affection du cerveau et non une maladie de l'estomac (94). Le docteur Abercrombie, dans son
ouvrage sur *les Maladies organiques du cerveau,*

(94) Le soulagement qu'une infinité de personnes atteintes de dyspepsie obtiennent en allant faire un voyage
aux eaux, est une preuve suffisante que le mal qu'elles
éprouvent a un rapport très-intime avec l'état du cerveau. Lorsqu'elles sont accablées par de nombreuses affaires, ou que le système nerveux est irrité par la dissi-
pation et les plaisirs, ou même par le défaut d'occupation
(car l'inaction est aussi nuisible au cerveau qu'un excès
de travail), elles sont affectées d'hypocondrie accompagnée de digestions difficiles. Alors elles s'empressent de
se rendre en différents endroits, tels que Bath, Leaming-
ton ou Cheltenham, et se mettent entre les mains de
quelque empirique fashionable qui ordinairement leur
dit de boire des eaux, d'observer la diète et de prendre
de légères médecines qu'il leur prescrit. Elles se sou-
mettent à ce régime auquel elles joignent l'exercice en
plein air, et certains amusements qui sont en général
assez nombreux dans les réunions. Il en résulte que, l'état
du cerveau s'améliorant, cet organe reprend son activité naturelle. Si la santé est altérée par un excès de travail d'esprit, elle ne tardera pas à se rétablir; si au contraire le mauvais état de la santé a pour cause le défaut
d'occupation, on trouvera facilement tous les moyens de
guérison dans le changement d'existence, ainsi que dans
les distractions auxquelles on peut se livrer dans ces sortes

dit que « les symptômes qui réellement indiquent une maladie cérébrale, doivent se rapporter à l'estomac. » Il cite plusieurs cas où les symptômes les plus apparents étaient ceux de la dyspepsie, et dans lesquels on n'avait découvert après la mort aucune maladie organique de l'estomac, mais seulement des tumeurs et quelques autres lésions au cerveau, et il ajoute : « On a remarqué dans plusieurs autres cas de maladies organiques du cerveau que les seules apparences morbides étaient dans la tête, bien que la plupart des symptômes prédominants indiquassent que le mal était dans l'estomac ;

d'établissements. Après avoir rétabli sa santé par ce nouveau genre de vie, le malade retourne chez lui, charmé de la vertu des eaux et de l'étonnante habileté du docteur qui l'a soigné. Il est difficile de s'imaginer à quel excès on porte le charlatanisme dans ces établissements devenus à la mode. Une chose qui ne manque jamais de produire un effet puissant, c'est le soin que l'on prend de faire voir aux nouveaux venus une quantité de personnes qui avant de se rendre aux eaux étaient affectées d'hypocondrie ; il paraîtrait que ces moyens sont indispensables pour obtenir quelque succès ; aussi les emploiera-t-on jusqu'à ce que le peuple soit devenu plus éclairé.

R. N.

quelques-uns indiquaient l'affection cérébrale, tandis que d'autres démontraient d'une manière évidente un dérangement notable des fonctions digestives. » Le docteur A. donne encore cet avis important : — « Dans ces sortes de cas, nous devons prendre garde de nous laisser égarer sur la nature du mal; nous devons observer que les symptômes morbides qui existent dans l'estomac peuvent être soulagés par l'observance d'un régime et d'un traitement auxquels on soumet cet organe; mais le soulagement qui provient de ces remèdes ne doit pas nous induire en erreur sur l'origine de cette affection. »

Cette dernière citation explique, je pense, une erreur très-répandue et qui est partagée non-seulement par les personnes atteintes de dyspepsie, mais encore par celles qui ont écrit sur cette maladie. De ce que la diète, etc., guérit les principaux symptômes morbides de l'estomac, elles supposent que la maladie doit être tout entière dans cet organe, tandis que dans le fait elle est dans la tête, mais qu'elle ne se manifeste que dans l'estomac, le foie ou dans quelques autres organes avec lesquels le cerveau a des rapports et qu'en conséquence la diète apporte du soulagement en tempérant l'action trop énergique du cerveau.

Le D^r anglais Hastings appelle l'attention publique sur ce point, dans le Journal médical et chirurgical pour 1831. Il dit que souvent il se présente des cas dans lesquels se manifeste un épanchement considérable de sang à la tête accompagné de chaleurs et de frissons alternatifs, de pulsations irrégulières, etc., et il assure que toutes les fois que les malades qu'il avait soignés étaient morts, il avait trouvé dans leurs têtes des marques d'inflammation chronique et un épaississement des membranes du cerveau. Le Dr H... pense qu'un grand nombre de symptômes nerveux dont se plaignent les personnes atteintes de dyspepsie, proviennent d'une altération lente des membranes du cerveau par suite d'inflammation chronique, et dans ce cas il recommande les sangsues, l'application de choses froides sur la tête et un cautère au cou. Dans la *Revue médico-chirurgicale de 1836*, on rapporte, d'après le docteur Chambers, le cas d'une femme qui avait été traitée à l'hospice Saint-Georges pour une affection d'estomac, parce qu'elle disait y ressentir de vives douleurs. Après sa mort, on ne trouva dans cette région aucune apparence de maladie, non plus que dans les intestins, mais on observa dans le cerveau plusieurs tumeurs et autres marques de maladie.

M. Bayle a publié, dans la *Revue Médicale*, plusieurs cas qui annonçaient de la connexité entre la maladie du cerveau et le dérangement de l'estomac. Il s'applique principalement à démontrer que la maladie de l'estomac produit souvent l'aliénation mentale; mais il remarque que plusieurs de ces malades étaient d'humeur violente ou mélancolique, ou qu'avant même qu'ils fussent indisposés, il s'était manifesté chez eux quelques symptômes d'irritation nerveuse ; l'estomac éprouvait alors un dérangement qui, bientôt, se communiquait à l'esprit. A l'autopsie, on trouva que le cerveau et les membranes étaient affectées, ce qui me fait présumer que là était le siége primitif du mal (suite probable de quelque cause morale, qui d'abord se manifeste par le changement d'humeur ou une légère affection nerveuse ; cette maladie se communique ensuite à l'estomac et occasionne enfin un tel dérangement du cerveau , que l'aliénation mentale ne tarde pas à se manifester.

Le docteur Burrows cite le cas d'une dame qui avait été malade pendant plusieurs années. Elle attribuait toutes ses souffrances à l'estomac et disait souvent qu'après sa mort on y trouverait le siége de sa maladie. Elle mourut presque subitement, dans un accès de fièvre et de délire, un jour de grande chaleur, et lors de l'autopsie, on n'aperçut aucune trace de maladie dans l'estomac ni dans les intestins, mais on vit dans le cerveau des marques d'une longue souffrance (95).

Le dernier ouvrage de M. Barras (96) mentionne plusieurs cas et contient quelques observations qui viennent à l'appui de mon opinion sur la cause et le siége de la dyspepsie, bien que cet écrivain ne croie pas, avec Broussais et d'autres, que c'est une maladie inflammatoire, mais qu'elle consiste dans une affection des nerfs de l'estomac, ou dans ce que le docteur Johnson appelle *sensibilité morbide* de cette région des intestins, etc. Il la considère comme une *gastralgie* et non comme une *gastrite*. Mais

(95) De l'aliénation mentale, par Burrows, p. 236.

(96) Traité sur les Gastralgies et les Entéralgies, ou maladies nerveuses de l'estomac et des intestins, par J. P. T. Barras. M. D.

qu'est-ce qui cause cette gastralgie ou cette sensation morbide de l'estomac ? Un soigneux examen des cas rapportés par Barras démontrera qu'il est plus qu'à présumer que la première cause de l'action morbide est *toute morale*. La plupart des malades dont il parle « étaient d'un tempérament irritable et nerveux, et avant qu'aucun symptôme d'affection de l'estomac ne se manifestât chez eux, ils avaient éprouvé de grands chagrins domestiques, de fortes peines d'esprit, s'étaient montrés mélancoliques ou s'étaient livrés à des études trop constantes, ou avaient été exposés à des scènes tumultueuses et bruyantes. » Après leur mort, on ne trouva dans leur estomac aucune trace de maladie ; mais on observa dans le cerveau, soit un épanchement, soit d'autres signes de dérangement.

M. Broussais a particulièrement fixé son attention sur les affections de l'estomac et notamment sur les cas que caractérisaient des symptômes de dyspepsie qu'il croyait provenir de l'inflammation de l'estomac, mais qui me paraissent être produits par l'excitation mentale (97). Il dit lui-même qu'il a vu souvent des

(97) Voyez l'Histoire de la Phlegmasie chronique, par F. J. V. Broussais, M. D.

diarrhées, des coliques et autres désordres des organes digestifs causés par le chagrin , la frayeur et les souffrances de l'esprit. Il ajoute que « l'irritation cérébrale peut produire une irritation gastrique et même à un certain degré l'inflammation de l'estomac. » Il assure encore que « la plupart des phlegmasies encéphaliques proviennent ordinairement d'une irritation gastrique. » Cette observation me paraît inexacte et il est probable que M. Broussais ne l'a adoptée qu'en raison de certaines opinions qu'il s'était formées sur la fréquence des inflammations gastriques et sur l'influence qu'elles exercent en produisant d'autres affections, opinions qui ne semblent pas suffisamment prouvées par des faits. L'histoire qu'il a donnée de divers cas de gastrite supposée ou d'inflammation de l'estomac, nous apprend que le dérangement de l'estomac est souvent précédé de plusieurs symptômes d'affections cérébrales, tel qu'une légère aberration d'esprit, la mélancolie, l'épilepsie, les convulsions, etc. Quelques-uns de ces malades étaient livrés à de profondes études, d'autres avaient été longtemps hypocondres ; et comme ces malades étaient pour la plupart des soldats et même des conscrits, il est probable qu'ils avaient éprouvé de fortes souffrances mentales. Il cite le cas de M. Beau comme étant celui d'une gastrite aiguë ; mais il dit que « le malade, avant son indisposition, avait manifesté une vive ardeur pour l'étude et que souvent il y sacrifiait les heures destinées au repos. » La mort s'ensuivit, et lors de la dissection, on trouva dans l'estomac des signes de maladie, mais le même auteur ajoute qu'il fut frappé de « la densité aussi bien que de l'état de la substance cérébrale. » Il revient encore à ce cas, comme à celui qui « présente un exemple frappant du dérangement que l'inflammation de l'estomac peut produire dans les fonctions de l'économie. » Quant à moi, ce cas me démontre simplement l'influence qu'un cerveau malade et fortement excité peut exercer sur le système, même d'après ses propres doctrines. Il dit ailleurs que « tout ce qui exerce seulement la pensée en exigeant une forte et constante attention, excite dans le cerveau un état d'érection vitale par lequel il est sensiblement transformé en foyer permanent d'irritation. Les personnes ainsi affectées deviennent excessivement irritables et contractent aisément des inflamma-

tions que déterminent l'influence de la nourriture, des boissons et des variations de l'atmo-
sphère, etc., etc. » Il a aussi prouvé jusqu'à
l'évidence que « un organe qui d'abord est
seulement affecté par sympathie, peut ensuite
être atteint d'une maladie organique résultant
des souffrances qu'il éprouve (98). »

Tel était, je le conçois, le cas de M. Beau ;
des études profondes et continuelles pendant
le temps consacré au repos, produisirent naturellement dans le cerveau un état d'irritation
qui causa une maladie sympathique de l'estomac, et par suite l'inflammation et une désor-
ganisation totale. Il est certain, comme le suppose M. Broussais, que le mal fut aggravé par
un régime trop excitant ; mais je ne pense pas
qu'il le fût d'abord par l'action des viandes et
des boissons sur l'estomac, mais bien par l'état
d'excitation qu'une étude trop constante produisit dans le cerveau.

5° De ce que la dyspepsie se guérit fréquemment par le repos que l'on accorde
au cerveau fatigué ou par le changement de

(98) Voyez ses Recherches sur les Doctrines médicales,
et son Traité de Physiologie appliqué à la Pathologie.

travail, il est évident que c'est d'abord la tête qui est affectée et non l'estomac. Qu'elle est grande l'erreur que commettent les médecins, lorsqu'ils prescrivent des médicaments dans ce que l'on appelle les *affections d'estomac*, tandis que ces indispositions pourraient être guéries par les voyages, la suspension de tout travail d'esprit, et l'éloignement de tout ce qui serait dans le cas de causer des chagrins et des inquiétudes. Il arrive souvent qu'un changement d'excitation mentale procure du soulagement. C'est ainsi que certaine partie du cerveau, devenue malade par suite d'une excitation extraordinaire, se trouve soulagée par une forte excitation des autres parties du même organe. Que de fois les affections d'estomac ont-elles été guéries par des médicaments sans vertu, mais dans lesquels l'imagination des malades avait confiance (99)!

(99) J'ai guéri une dame qui s'imaginait être malade de l'estomac, en lui administrant trois douzaines de pilules de mie de pain. Elle avait durant plusieurs mois souffert de cette indisposition imaginaire et avait consulté plusieurs médecins anglais fort renommés.

R. M.

C'est en général l'influence de l'esprit qui donne aux remèdes inconnus cette efficacité qu'ils ne possèdent point quand on peut analyser les substances qui les composent (100)? Quel est le malade qui, maintenant, ira trouver M. Halsted pour se faire guérir de douleurs d'estomac ou qui aura recours à la pression des intestins afin d'obtenir du soulagement ? On ne peut cependant nier que M. Halsted, avant qu'il eût pris la fatale détermination de publier son mode de traitement, soignait et guérissait une infinité de personnes dont les nerfs

(100) Les médecins commettent souvent une grande imprudence en expliquant à leurs malades la composition des remèdes qu'ils leur prescrivent. Lorsque c'est l'imagination qui est affectée, on doit laisser le malade dans une ignorance complète sur ce point. Les charlatans, par le soin qu'ils mettent à cacher la composition de leurs médicaments, prouvent combien ils connaissent la nature humaine. Le baume de Salomon de Gilead, les pilules de Morrison et autres panacées de même nature adoucissent les irritations de nerfs chez les gens crédules et hypocondres. Les doses homœopathiques, le traitement par les métaux et le magnétisme animal, en amusant l'imagination des malades, exercent aussi parfois une heureuse influence.

R. M.

étaient affectés. Le soulagement que procurait
M. Halsted était aux yeux de quelques-uns, une
preuve certaine que la dyspepsie est une maladie de l'estomac ; mais pour moi, il est évident que les douleurs d'estomac guéries par
M. Halsted, étaient des affections de l'organe
de l'esprit, au soulagement desquelles l'imagination, l'espérance, la confiance, etc., contri-
buaient en grande partie. « Il n'y a rien de nouveau sous le soleil » —même dans la méthode de
M. Halsted pour guérir les maux d'estomac et
les affections nerveuses par la pression des en-
trailles. C'est uniquement le *Mesmérisme* renou-
velé. Dans un rapport très-savant, rédigé par
M. Bailly, au nom du comité de la Faculté de
Médecine et de l'Académie des sciences, et dont
notre illustre Franklin était membre, lequel
comité avait été chargé par le Roi de déterminer la réalité et l'utilité du magnétisme animal,
l'auteur s'exprime ainsi : « On magnétise principalement les malades par l'application des
mains, la pression des doigts, au milieu et sur
les côtés de l'abdomen. Cette application a souvent lieu pendant un temps fort long et dure
quelquefois plusieurs heures. » Personne, en
examinant les recueils concernant le *Mesmé-*

risme, ne doutera qu'un grand nombre de malades n'aient été guéris de douleurs d'estomac et d'affections nerveuses par un semblable procédé. Mais le savant comité pensait que les guérisons étaient l'effet de l'influence que l'esprit exerce sur le corps ; car les malades, étant tous magnétisés de la même manière, n'éprouvaient rien de plus que « une douleur d'estomac, causée par la forte pression qui était faite sur cette partie du corps. »

Bien que le secret de M. Halsted en ce qui concerne le traitement de la dyspepsie semble être connu, je recommande néanmoins à ceux qui désirent savoir quels sont les moyens qui en ont assuré le succès, de lire le rapport dont j'ai extrait les observations ci-dessus mentionnées (101). Le même rapport cite un fait, qui, je le conçois, a une liaison très-importante avec la maladie dont nous parlons. Il dit que « si l'attention est arrêtée pendant longtemps sur quelque organe du corps, elle y produit une chaleur et modifie l'état de cet organe au

(101) Du Magnétisme animal en France, etc., par Alexandre Bertrand.

point d'y faire naître de nouvelles sensations. »
Je n'en fais aucun doute, car j'ai observé qu'une
personne qui suivait trop attentivement les effets que la nourriture produisait sur son
estomac, devenait bientôt affectée de dyspepsie.

L'attention que certains ouvrages relatifs à
la dyspepsie a dirigée sur *l'état de l'estomac*, a
produit sans aucun doute de fréquentes maladies de cet organe. On prétend que les cours
de Broussais sur la gastrite ont considérablement multiplié, à Paris, les affections de l'estomac, et que les leçons de Corvisart sur les
maladies du cœur ont produit un grand nombre d'affections réelles ou imaginaires de cet
organe.

6° Ce fait que la dyspepsie est une maladie qui atteint principalement les personnes qui se livrent à des études profondes,
et celles qui, par suite d'une éducation trop
précoce, ont le système nerveux très-irritable,
résulte évidemment de ce que le cerveau est
le premier organe affecté (102). On pense géné-

(102) Je pourrais citer de nombreux exemples d'individus qui, doués fort jeunes d'une puissance d'esprit su-

ralement que les habitudes sédentaires des étudiants occasionnent cette maladie ; il est de
fait que l'exercice est nécessaire à la santé et
qu'il a l'immense avantage de changer la circulation du sang et d'empêcher qu'il ne se porte
à la tête. S'ils étudiaient moins, l'exercice

périeure , n'ont joui que fort peu de temps d'une grande
célébrité : ils étaient pour la plupart sujets aux affections
nerveuses , à la mélancolie , à la colère, et manifestaient
des prédispositions à l'aliénation mentale. Le Tasse, à
22 ans , était auteur du plus beau poëme épique des
temps modernes ; mais il était toujours mélancolique ou
enclin à se passionner ; il mourut à l'âge de 51 ans. Pas-
cal eut aussi comme auteur une célébrité précoce , mais
il était hypocondriaque, et s'imaginait toujours voir un
gouffre ouvert à ses côtés ; il mourut à 39 ans. En général, les hommes de génie ne se sont jamais distingués
dans leur jeunesse. Roger Ascham prétend que « les enfants dont le naturel est méchant et l'esprit acerbe, sont
destinés à devenir des hommes instruits. » Golsmith ne
promettait rien dans sa jeunesse, et l'on considérait
Gesner comme un enfant stupide. « La mère de Shéridan
cultivait les lettres, et disait elle-même que son fils était
le plus paresseux de ses enfants et celui qui donnait le
moins d'espérance. Le père du grand Isaac Barrow avait
coutume de dire que, s'il plaisait à Dieu de lui enlever un
de ses enfants , il demanderait que ce fût Isaac , comme
étant celui qui annonçait le moins de dispositions. » —
D'Israëli.

ne leur serait point aussi nécessaire. Je n'ai point observé que les tailleurs, les cordonniers, etc., soient particulièrement sujets à la dyspepsie. Il arrive souvent, que des hommes qui commencent tard à étudier après s'être livrés durant plusieurs années à des occupations manuelles, sont atteints presque subitement de cette maladie. Je conçois facilement qu'elle provienne d'un travail trop assidu auquel l'esprit est soudainement assujéti. Le cerveau, comme il est dit dans la section IV, doit être exercé par degré, si l'on veut le développer convenablement et le mettre en état de supporter sans danger un travail continu.

On dit fréquemment que les liqueurs enivrantes produisent la dyspepsie, mais j'ai toujours remarqué avec étonnement combien est grand le nombre des buveurs qui en sont exempts.

On prétend qu'une nourriture délicate et recherchée est une cause fréquente de dyspepsie ; cependant j'ai connu des gens qui vivaient très-bien et qui néanmoins jouissaient d'une excellente santé. Quelques-uns disent que l'usage du tabac à fumer ou en poudre, du thé, du café, du beurre et même du pain occasionne cette maladie ; mais quiconque voudra faire des recherches à ce sujet, reconnaîtra que ceci arrive rárement. D'après les observations que j'ai faites, la dyspepsie affecte d'ordinaire ceux qui vivent sobrement, ceux qui étant modérés dans leurs goûts, examinent avec un soin minutieux les aliments dont ils chargent leur estomac, tandis qu'ils négligent un organe dont la délicatesse est infiniment plus grande, le cerveau. Les uns n'osent rien prendre sans l'avis de leur docteur, d'autres ne mangent que les choses prescrites dans les ouvrages qui traitent de cette maladie, d'autres enfin pèsent les aliments qu'ils doivent, ne boivent que des rafraîchissants et broient chaque bouchée jusqu'à ce qu'ils aient reconnu que ce qu'ils vont avaler ne peut nuire à leur estomac. Pourquoi donc ces personnes deviennent-elles affectées de dyspepsie? C'est parce que, malgré tous leurs soins, elles ne font nulle attention à l'excitation du cerveau. Elles continuent à composer et lisent en outre des magasins, des revues, des journaux, etc., tout en s'occupant d'affaires qui sont de nature à exciter leur esprit (103). Je ne considère point

(103) «On trouvera peut-être la cause la plus réelle et la

comme une chose étrange que ces personnes
éprouvent des affections de nerfs ou d'estomac.
L'excitation prolongée du cerveau fait refluer
vers la tête une quantité considérable de sang,
ce qui affaiblit d'autres organes et produit cette
sensibilité morbide qui, pour la cause la plus
légère, occasionne le dérangement d'estomac.
« La principale cause des maladies qui affligent
la race humaine, dit M. Abernethy, c'est la
gourmandise et la gloutonnerie qui excitent à
l'excès les organes de la digestion, et l'irritation des nerfs. Une cause puissante encore, c'est
l'état de l'esprit : l'agitation et le mécontentement de nous-mêmes, et les désirs immodérés,

plus générale des affections nerveuses, particulièrement
chez les hommes, dans cette excitation mentale toujours
croissante; dans ces occupations qui exigent plus de travail
d'esprit que de corps, et qui, trop souvent sont accom-
pagnées de contrariétés, suite naturelle de désappointe-
ments inattendus ; dans ces désirs ambitieux d'acquérir
des richesses, des honneurs ou de la réputation, ce qui
est la grande affaire du temps présent. » — Macculloch.

Aucun auteur dont j'ai lu les ouvrages n'a écrit mieux
et d'une manière plus claire sur l'influence que l'excitation de l'esprit exerce sur les maladies du corps que le
savant docteur James Johnson. — Voyez ses divers ouvrages.

les différentes passions qui exercent sur l'esprit assez d'empire pour troubler l'action du
cerveau et par conséquent pour faire beaucoup
de mal à cet organe. »

On pourrait, je pense, répondre que c'est
l'*agitation* et *le mécontentement* de nous-mêmes qui rendent la gourmandise si dangereuse. Je ne prétends point faire l'apologie de
l'intempérance, et je sais qu'en général les habitants de ce pays s'y livrent assez volontiers ;
mais je ne crois pas qu'une nourriture saine et
abondante puisse produire la plupart des maladies qui affectent l'espèce humaine. Chez les
nations où l'on se nourrit le mieux, la santé est
d'ordinaire meilleure et la vie plus longue ;
l'esprit et le corps y sont infiniment plus vigoureux. Les enfants surtout doivent être bien
nourris. Un régime sain est une partie essentielle d'une bonne éducation. Certaines personnes chargées d'élever la jeunesse, adoptent
surtout une méthode bien répréhensible, c'est
de la restreindre à des aliments légers et peu
nutritifs. Tous les fermiers savent qu'un pareil
système affaiblirait et ruinerait leurs troupeaux
et certainement il aurait le même résultat pour
les enfants. Ainsi, pour fortifier les jeunes gens

et leur assurer une bonne santé, on doit leur donner une nourriture saine et abondante, et prendre soin d'écarter de leur esprit toute inquiétude et tout chagrin.

Une nourriture insuffisante affaiblit l'esprit aussi bien que le corps. Plusieurs écrivains affirment qu'un mauvais régime est la première des causes qui affaiblissent l'attention et qui débilitent les facultés intellectuelles. En conséquence, nous voyons souvent que le mal qui accable le corps affecte aussi l'esprit ; mais cela n'a pas toujours lieu, attendu que le cerveau ne s'affaisse pas comme les autres parties du corps (104).

(104) Nous voyons fréquemment des personnes affectées de *consomption*, conserver toujours la même clarté et la même puissance d'esprit ; et d'après les recherches de M. Desmoulins, le cerveau dans cette maladie, de même que dans certaines affections chroniques, ne diminue ni de volume, ni de poids. — Anatomie pathologique d'Audral. — L'irritation interne que produit la consomption peut se communiquer au cerveau et stimuler cet organe au point de lui donner une action puissante, malgré le ravage général du système. La faim, lors même que rien n'excite le cerveau, affaiblit toujours les facultés mentales.

R. M.

Revenons aux causes de la dyspepsie. Nous ne remarquons point que cette maladie existe dans les contrées où les habitants mangent beaucoup. Des voyageurs rapportent qu'en Sibérie les gens du peuple consomment souvent quarante livres d'aliments par jour. L'amiral Saritchaff a vu un sibérien qui, aussitôt après son *déjeûner*, mangeait vingt livres de riz bouilli, avec trois livres de beurre. Et cependant la dyspepsie n'est pas une maladie commune en Sibérie. Le capitaine Parry et le capitaine Lyon ne nous disent pas que leurs amis les Esquimaux soient sujets à cette affection ainsi qu'aux maux de nerfs, bien qu'ils consomment par jour dix ou douze livres de nourriture solide, qu'ils arrosent avec un gallon d'huile de baleine. Le capitaine Lyon avait pris avec lui une jeune et délicate fille du pays des Esquimaux; elle lui mangeait ses chandelles sans en excepter les mêches, et cependant il ne la vit jamais malade.

On fait en général fort peu d'attention, dans la pratique, à l'influence de l'esprit sur les maladies du corps, bien qu'il y ait peu de praticiens qui ignorent que cette influence est très-grande. Plutarque dit, dans un de ses Essais : « Si le corps traduisait l'esprit devant une cour de justice, à cause des dommages qu'il lui fait éprouver, on trouverait que l'esprit aurait été un hôte ruineux pour son maître. » Plus le genre humain exercera ses ses facultés intellectuelles, plus il reconnaîtra cette vérité, à moins que l'on n'apporte également beaucoup de soin à développer et à exercer les organes du corps d'une manière convenable (105). »

Il est cependant vrai qu'une application régulière à des études et à des recherches sé-

(105) Leannee dit que les passions fortes produisent fréquemment la consomption. Pendant dix ans, il donna des soins à une association religieuse de femmes qui étaient soumises à des règles très-sévères; non-seulement leur régime était fort malsain, mais elles avaient encore l'esprit constamment occupé des plus terribles vérités de la religion et elles s'éprouvaient par toutes sortes d'austérités, afin de s'accoutumer à une abnégation entière de leur propre volonté. « Durant les dix années que je fus le médecin de cette congrégation, dit M. Leannee, j'en vis se renouveler deux ou trois fois les membres, que la mort enlevait tous successivement à l'exception d'un très-petit nombre, qui, le plus souvent, étaient appelés au dehors, et qui par conséquent avaient moins de devoirs à remplir. »

rieuses, mais tranquilles, n'est point dans le cas d'altérer la santé. L'illustre Kant, qui a étudié jusqu'à un âge très-avancé, dit que l'exercice des facultés intellectuelles tend à prolonger la vie (106).

Mais les occupations qui excitent fortement les sensations ou éveillent les passions, nuisent beaucoup à la santé, et il n'est que trop vrai que les hommes de lettres de ce pays étant très-fré-quemment engagés dans des querelles de partis et de sectes, il s'ensuit que leurs études ne sont presqne jamais calmes et tranquilles. Il est de fait que l'excitation de l'esprit, produite par de nombreux événements pendant les temps de trouble, occasionnent, dans toutes les classes de la société, de fréquentes maladies et

(106) Ce célèbre philosophe était fermement persuadé que la raison peut apporter du soulagement aux maladies du corps. Il croyait que, par la force seule de la raison, l'homme parvient jusqu'à un certain point à maîtriser ses sensations. Il dit que par la force du raisonnement il oubliait toutes ses souffrances, même celles que lui causait sa goutte. Il ajoute que cet effort d'esprit lui demandait une grande force de volonté et lui faisait monter le sang à la tête, mais lui procurait toujours du soulagement.

principalement des affections nerveuses (107). Une élection bruyante et tumultueuse augmente le désordre des organes digestifs; et dans la Nouvelle-Angleterre, une difficulté sur les dogmes, une phrase mal comprise, multiplie souvent ces indispositions d'une manière effrayante (108).

Finalement, si la dyspepsie est une maladie

(107) L'apoplexie, la paralysie et autres maladies du système nerveux, ont pris dans ces derniers temps un accroissement extraordinaire, ainsi que le constate le calcul suivant. Pendant les quatre dernières années du dix-septième siècle, 1696 à 1700, il y eut à Londres 80,586 décès; et pendant les quatre dernières années du dix-huitième, il y en eut 72,591. Mais bien que le premier nombre soit plus considérable, il n'y eut cependant que 442 décès par suite d'apoplexie, et 49 par suite de paralysie; tandis que dans les quatre dernières années du dix-huitième siècle, il y en eut 912 par suite d'apoplexie et 363 par suite de paralysie. Le docteur Graham dit qu'il est notoire que les affections d'estomac ont aussi pris une grande extension. — Graham, sur l'Indigestion.

(108) Le vénérable docteur Perkins, de *West-Hartford*, disait, il y a plusieurs semaines, dans un discours public, qu'il avait lui-même constaté que, pendant les soixante dernières années, cent conciles s'étaient occupés des diverses difficultés survenues dans les Églises.

de l'estomac, pourquoi ne parvient-on pas plus
fréquemment à la guérir par le régime prescrit dans ce cas? Je sais que par cette méthode
quelques malades éprouvent du soulagement
et je sais aussi que les personnes qui ont des
dispositions à cette maladie ne peuvent continuer de se livrer à des études sérieuses, si elles
n'ont pas soin d'observer un régime; car, si
toute l'énergie vitale se dirigeait vers le cerveau et était consumée par l'action de la pensée, l'estomac serait plus en état de faire ses
fonctions. Cependant, si elles étudient peu, elles peuvent se nourrir davantage. Néanmoins,
je n'ai pas encore vu que cette affection fût gué-
rie par un changement seul de régime. J'ai
connu quelques individus dont l'existence était
entièrement consacrée à l'étude, et qui depuis
plusieurs années souffraient de fortes douleurs
d'estomac, et croyaient toujours qu'ils avaient
enfin découvert un remède pour soulager leurs
maux. Un jour ils étaient certains de se guérir
en mangeant du pain de son ; une autre fois
en pesant leurs aliments, ou en vivant soit de
riz ou de potage, ou en se privant de café ou
de thé, ou par quelque régime aussi important
que de mettre plus ou moins de grains de sel

dans un œuf qu'ils allaient manger (109).

La plupart de ces méthodes procurent quelque soulagement pendant un certain temps, et c'est toujours en proportion de la confiance avec laquelle on les suit ; mais ces moyens curatifs *seuls* n'ont jamais produit de guérisons à ma connaissance.

Le plus grand nombre de guérisons dont j'ai été témoin ont eu lieu chez les individus qui se sont reposés de leurs travaux ordinaires ou qui se sont livrés à de nouvelles occupations, ou dont l'esprit a été dégagé de toute inquiétude et de tout souci. Quelques-uns ont éprouvé du soulagement en faisant de longs voyages, d'autres ont été entièrement guéris par de courtes et fréquentes excursions. Plusieurs se sont mariés et ont oublié leur douleur d'estomac ; d'autres, ayant réussi dans des affaires qu'ils avaient entreprises, se sont tout-à-fait rétablis ; les uns ont obtenu des emplois,

(109) « ARGAN. — Monsieur, combien est-ce qu'il faut mettre de grains de sel dans un œuf ?

» M. DIAFOIRUS. — Six, huit, dix, par les nombres pairs, comme dans les médicaments par les nombres impairs. »

Le Malade Imaginaire.

d'autres ont quitté ceux dont ils étaient revêtus, de sorte que tous ont eu l'esprit libre des craintes et des ennuis qui les tourmentaient depuis long-temps, tandis que certains individus restent dans le même état durant plusieurs années et s'occu- à chercher quelque nouveau remède qu'ils croient efficaces pour leur indisposition, mais qui certainement ne produit aucun effet s'ils persistent à surcharger leur esprit de travail et s'ils ne donnent pas à leur cerveau fatigué le repos dont il a besoin.

Ces remarques sur les affections de l'estomac, si communes en ce pays parmi les individus qui se livrent à l'étude, pourront paraître étranges, peut-être même absurdes à plusieurs person- nes ; mais j'aime à penser qu'elles seront utiles à quelques-unes ; et assurément elles le seront si elles parviennent à déterminer les individus qui ont l'esprit fatigué et accablé, et dont les organes digestifs sont dérangés depuis long- temps, à mettre de côté *leurs médicaments amers, leurs pilules bleues, leur graine de moutarde, leur pain de son*, etc., etc., et à chercher la santé et la vigueur des facultés in- tellectuelles dans un exercice modéré des fa- cultés physiques, dans des amusements innocents, des sociétés agréables, un bon régime et le repos du corps (110).

(110) L'habitude d'étudier aussitôt après avoir mangé, est très-nuisible et produit presque inévitablement la dyspepsie ; cette maladie affecte généralement plus ou moins ceux qui exercent fortement leur esprit peu de temps après leurs repas ; l'indigestion est très-commune aux États-Unis, et provient sans doute de l'usage répandu dans ce pays de s'occuper d'affaires immédiatement après dîner.

R. M.

TABLE

INDIQUANT L'AGE ATTEINT PAR QUELQUES-UNS DES HOMMES DE LETTRES LES PLUS DISTINGUÉS DES TEMPS ANCIENS ET DES TEMPS MODERNES.

—

Les noms de ceux qui sont morts par violence ou par accident seront précédés d'une astérisque.

Noms.	Age.	Contrées.
Fulton.	50	États-Unis.
Tschirner.	50	Allemagne.
* Winckelmann.	50	Idem.
Kiel.	50	Écosse.
Brumoy.	50	France.
Marot.	50	Idem.
* Condorcet.	50	Idem.
Pline-le-Jeune.	50	Italie.
Scarron.	51	France.
Simson.	51	Angleterre.
Smollet.	51	Écosse.
Tasse.	51	Italie.
Virgile.	52	Idem.
Shakspeare.	52	Angleterre.
Tournefort.	52	France.
La Bruyère.	52	Idem.
Clairaut.	52	Idem.

Noms.	Age	Contrées.
Molière.	53	France.
Reguard.	53	Idem.
Hutcheson.	53	Irlande.
Clarke.	54	Angleterre.
Descartes.	54	France.
Fourcroy.	54	Idem.
Quinault.	54	Idem.
Burlamaqui.	54	Italie.
Davila.	55	Idem.
Camoëns.	55	Portugal.
Grey.	55	Angleterre.
Tycho Brahé.	55	Danemark.
* Pline-l'Ancien.	56	Italie.
Dante.	56	Idem.
Schaunat.	56	Flandre.
Pope.	56	Angleterre.
Helvetius.	56	France.
Mendelsohn.	57	Prusse.
Ovide.	57	Italie.
Horace.	57	Idem.
Gibbon.	57	Angleterre.
Spurzheim.	57	Allemagne.
Congrève.	57	Angleterre.
Guiciardini.	58	Italie.
* Bailly.	58	France.
Arioste.	59	Italie.
Kepler.	59	Allemagne.
Bayle.	59	France.
Démosthènes.	59	Grèce.
Saussure.	59	Suisse.

Noms.	Age.	Contrées.
Racine (J.).	60	France.
Lavater.	60	Suisse.
Gesner.	60	Idem.
Butler (Joseph).	60	Angleterre.
Homère.	60	Grèce.
Desfontaines.	60	France.
La Mothe-Houdart.	60	Idem.
Montaigne.	60	Idem.
Mosheim.	61	Allemagne.
Galvani.	61	Italie.
Maupertuis.	61	France.
Villaret.	61	Idem.
Boccace.	61	Italie.
Charron.	62	France.
Fréret.	62	Idem.
Paley.	62	Angleterre.
Scott (Sir W.).	62	Écosse.
Burton (Robert).	63	Angleterre.
Mandeville.	63	Hollande.
Nieuwentyt.	63	Idem.
Fénélon.	63	France.
Aristote.	63	Grèce.
Cuvier.	63	Allemagne.
Homberg.	63	Batavia.
Puffendorf.	64	Allemagne.
Boyle.	64	Irlande.
De Thou.	64	France.
La Harpe.	64	Idem.
Blondel (David).	64	Idem.
Dwight Timothy.	65	États-Unis.

Noms.	Age.	Contrées.
Bentivoglio.	65	Italie.
Hume.	65	Écosse.
Sydenham.	65	Angleterre.
Tillotson.	65	Idem.
Quevedo.	65	Espagne.
Schlichting.	65	Pologne.
Condillac.	65	France.
Bacon.	65	Angleterre.
Milton.	66	Idem.
Zimmermann.	66	Suisse.
Rousseau (J.-J.).	66	Idem.
Graswinckel.	66	Hollande.
Huygens.	66	Idem.
Walther.	66	Allemagne.
Werner.	66	Idem.
Montesquieu.	66	France.
Constant (B.).	67	Suisse.
Mackintosh (Sir James).	67	Écosse.
Griesbach.	67	Allemagne.
Smith (Adam).	67	Écosse.
D'Alembert.	67	France.
Burke.	67	Irlande.
Helvetius.	68	Allemagne.
Schmeizel.	68	Russie.
Fabricius.	68	Allemagne.
Gresset.	68	France.
Duclos.	68	Idem.
Blondel (Francis).	68	Idem.
Lessius.	69	Brabant.
Erasme.	69	Hollande.

Noms.	Age.	Contrées.
Muschenbroeck.	69	Hollande.
Baronius.	69	Italie.
Paul (Jove).	69	Idem.
Valisnieri.	69	Idem.
Cervantès.	69	Espagne.
Berkeley.	69	Angleterre.
Origène.	69	Égypte.
Scaliger.	69	France.
Beaumarchais.	69	Idem.
Abbadie.	69	Idem.
Pélisson.	69	Idem.
* Ramus.	69	Idem.
Madame Dacier.	69	Idem.
Mascaron.	69	Idem.
Dryden.	70	Angleterre.
Clarke (Adam).	70	Idem.
Temple.	70	Idem.
Selden.	70	Idem.
Copernic.	70	Allemagne.
Boerhave.	70	Hollande.
Leibnitz.	70	Allemagne.
Gall.	70	Idem.
Tissot.	70	Suisse.
Pétrarque.	70	Italie.
Stephens (Henry).	70	France.
Crébillon.	70	Idem.
Nollet.	70	Idem.
Rousseau (J.-B.).	70	Idem.
Rabelais.	70	Idem.
Le Sage.	70	Idem.

Noms.	Age.	Contrées.
Nicole.	70	France.
Lemery.	70	Idem.
Spallanzani.	70	Italie.
Dumont.	71	France.
Borelli.	71	Italie.
Fracastor.	71	Idem.
Leti.	71	Idem.
Casaubon.	71	Suisse.
Linnée.	71	Suède.
Gronovius.	71	Hollande.
Graevius.	71	Idem.
Lausberg.	71	Flandre.
Sénèque.	71	Espagne.
Racine (L.).	71	France.
Diderot.	71	Idem.
Dacier.	71	Idem.
Chaucer.	72	Angleterre.
Richardson.	72	Idem.
Robertson.	72	Écosse.
Van Swieten.	72	Hollande.
Burnet.	72	Écosse.
Sannazarius.	72	Italie.
Bourdaloue.	72	France.
Barthez.	72	Idem.
Malherbe.	72	Idem.
Confucius.	73	Chine.
Bonnet.	73	Suisse.
Camden.	73	Angleterre.
Locke.	73	Idem.
Crabbe.	73	Idem.

Noms.	Age.	Contrées.
Loppez de Véga.	73	Espagne.
Mézerai.	73	France.
La Condamine.	73	Idem.
Dodart.	73	Idem.
Pothier.	73	Idem.
De Sacy.	73	Idem.
Stewart (D.).	73	Écosse.
Jenner.	74	Angleterre.
Nelle.	74	Franconie.
Hamilton.	74	Irlande.
Johnson.	74	Angleterre.
Barros.	74	Portugal.
Rance.	74	France.
Bouhours.	74	Idem.
La Fontaine.	74	Idem.
Destouches.	74	Idem.
Vauban.	74	Idem.
Réaumur.	74	Idem.
Haller.	75	Suisse.
Stahl.	75	Allemagne.
Heister.	75	Idem.
Usher.	75	Irlande.
Sheffield.	75	Angleterre.
Scaliger.	75	Italie.
Perrault.	75	France.
Mabillon.	75	Idem.
Frédéric II.	75	Prusse.
Cardan.	75	Italie.
Sanctorius.	75	Idem.
Solis.	76	Espagne.

19.

Noms.	Age.	Contrées.
Saint Augustin.	76	Barbarie.
Wolff.	76	Silésie.
Prideaux.	76	Angleterre.
Mably.	76	France.
Lagrange.	77	Italie.
Buchanan.	77	Écosse.
Home (Sir Everard).	77	Angleterre.
Euler.	77	Suisse.
Bembo.	77	Italie.
Bossuet.	77	France.
Laplace.	78	Idem.
Galilée.	78	Italie.
Cullen.	78	Écosse.
Swift.	78	Irlande.
Bacon (Roger).	78	Angleterre.
Fléchier.	78	France.
Mallebranche.	78	Idem.
Corneille.	78	Idem.
Parr (S.).	79	Angleterre.
Galen.	79	Anatolie.
Euripide.	79	Grèce.
Kircher.	79	Allemagne.
Marmontel.	79	France.
Massillon.	79	Idem.
Ménage.	79	Idem.
Roscoe.	80	Angleterre.
Kant.	80	Allemagne.
Burder (G.).	80	Angleterre.
Harvey.	80	Idem.
Thucydide.	80	Grèce.

Noms.	Age.	Contrées.
Juvénal.	80	Italie.
Young.	80	Angleterre.
Rollin.	80	France.
Vertot.	80	Idem.
Platon.	81	Grèce.
Warburton.	81	Angleterre.
Mead.	81	Idem.
Buffon.	81	France.
Pestalozzi.	82	Suisse.
Polybe.	82	Grèce.
Huber.	82	Genève.
Zénocrate.	82	Grèce.
Duhamel.	82	France.
Fleury.	82	Idem.
Butler (Charles).	83	Angleterre.
Hopkins (Samuel).	83	États-Unis.
Goëthe.	83	Allemagne.
Hoffman.	83	Idem.
D'Aguesseau.	83	France.
D'Aubenton.	83	Idem.
Herschell.	84	Allemagne.
Bentham.	84	Angleterre.
Gleim.	84	Allemagne.
Franklin.	84	Etats-Unis.
Métastase.	84	Italie.
Raynal.	84	France.
Anacréon.	85	Grèce.
Newton.	85	Angleterre.
Swedenborg.	85	Suède.
Hutton (C.).	86	Angleterre.

Noms.	Age.	Contrées.
Halley.	86	Angleterre.
Saint-Pierre.	86	Idem.
Cassini.	87	Italie.
Crébillon.	88	France.
Hill (Rowland).	89	Angleterre.
Sophocle.	90	Grèce.
Saint-Evremont.	90	France.
Hobbes.	91	Angleterre.
Huet.	91	France.
Vren (Sir C.).	91	Angleterre.
Hutton (Wm.).	92	Idem.
Johnson (S. W.).	93	États-Unis.
Wilson (Thomas).	93	Angleterre.
Sloane (Hans).	93	Irlande.
Ferguson (Adam).	93	Écosse.
Vida.	96	Italie.
Isocrate.	98	Grèce.
Simonide.	98	Ile de Cos.
* Zénon.	98	Chypre.
Saadi.	99	Perse.
Héridian.	100	Grèce.
Fontenelle.	100	France.
Georgias.	107	Sicile.
Hippocrate.	109	Ile de Cos.

TABLE DES MATIÈRES.

—

BIBLIOTHEQUE NATIONALE DE FRANCE
3 7531 03988262 7

www.ingramcontent.com/pod-product-compliance
Lightning Source LLC
Chambersburg PA
CBHW061456060726
47597CB00002B/615